北京儿童医院
BEIJING CHILDREN'S HOSPITAL

福棠儿童医学发展研究中心
FUTANG RESEARCH CENTER
OF PEDIATRIC DEVELOPMENT

儿童健康好帮手

儿童重症监护分册

总主编　倪　鑫　沈　颖

主　编　钱素云

副主编　成怡冰　楚建平　喻文亮

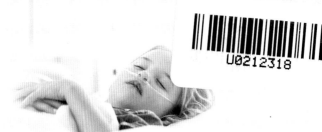

U0212318

人民卫生出版社

图书在版编目（CIP）数据

儿童健康好帮手.儿童重症监护分册/钱素云主编
.—北京：人民卫生出版社，2020
ISBN 978-7-117-29429-4

Ⅰ.①儿… Ⅱ.①钱… Ⅲ.①儿童－保健－问题解答
②小儿疾病－险症－护理－问题解答 Ⅳ.①R179-44
②R720.597-44

中国版本图书馆 CIP 数据核字（2020）第 032321 号

人卫智网	www.ipmph.com	医学教育、学术、考试、健康，
		购书智慧智能综合服务平台
人卫官网	www.pmph.com	人卫官方资讯发布平台

儿童健康好帮手——儿童重症监护分册

主 　编：钱素云
出版发行：人民卫生出版社（中继线 010-59780011）
地 　址：北京市朝阳区潘家园南里 19 号
邮 　编：100021
E - mail：pmph @ pmph.com
购书热线：010-59787592 010-59787584 010-65264830
印 　刷：北京顶佳世纪印刷有限公司
经 　销：新华书店
开 　本：787×1092 1/32 印张：4.5
字 　数：70 千字
版 　次：2020 年 4 月第 1 版 2020 年 4 月第 1 版第 1 次印刷
标准书号：ISBN 978-7-117-29429-4
定 　价：29.00 元

编者

（以姓氏笔画为序）

王　荃　首都医科大学附属北京儿童医院

王　娟　西安市儿童医院

成怡冰　郑州儿童医院

刘　珺　首都医科大学附属北京儿童医院

李　灼　南京市儿童医院

张　琴　南京市儿童医院

金志鹏　郑州儿童医院

赵勋懂　南京市儿童医院

钱素云　首都医科大学附属北京儿童医院

高恒妙　首都医科大学附属北京儿童医院

葛许华　南京市儿童医院

喻文亮　南京市儿童医院

楚建平　西安市儿童医院

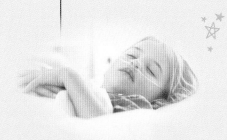

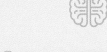

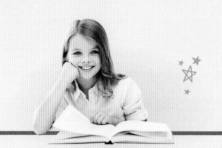

总序

Preface

2016年5月,国家卫生和计划生育委员会(现称为国家卫生健康委员会)等六部委联合印发《关于加强儿童医疗卫生服务改革与发展的意见》的文件,其中指出:儿童健康事关家庭幸福和民族未来。加强儿童医疗卫生服务改革与发展,是健康中国建设和卫生事业发展的重要内容,对于保障和改善民生、提高全民健康素质具有重要意义。文件中对促进儿童预防保健提出了明确要求,开展健康知识和疾病预防知识宣传,提高家庭儿童保健意识是其中一项重要举措。

为进一步做好儿童健康知识普及与宣教工作,由国家儿童医学中心依托单位——首都医科大学附属北京儿童医院牵头,联合福棠儿童医学发展研究中心20家医院知名专家,共同编写了"儿童健康好帮手"系列丛书。本套丛书共计22分册,涵盖了儿科22个亚专业中的常见疾病。

本套丛书从儿童常见疾病及家庭常见儿童健康问题入手,以在家庭保健、门诊就医、住院治疗等过程中家长最关切的问题为重点,以图文并茂的形式,从百姓的视角,用通俗易懂的语言进行编写,集科学性、实用性、通俗性于一体。

本套丛书可作为家庭日常学习使用,也可用于家长在儿童患病时了解更多疾病和就医的相关知识。本套丛书既是家庭育儿的好帮手,也是临床医生进行健康宣教的好帮手。希望本套丛书能够在满足儿童健康成长,提升家庭身体素质、和谐医患关系等方面发挥更大的作用!

总主编
2020 年 3 月

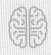
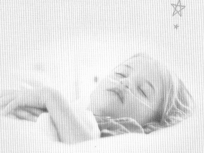

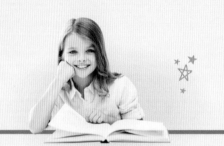

前言

孩子的健康关系着家庭和民族的未来。但在医院的儿童重症监护病房(Pediatric Intensive Care Unit, PICU)里则住着一群特殊的小朋友,他们身患重病,父母常无法陪在身边。家长的每次匆忙探视,也只是瞥见孩子身上插满各种管子,而医生充满专业术语的病情交代,常常让病房门外的家长似懂非懂、更加焦虑。"我家孩子为什么要住 PICU？为何身上要插那么多管子、抽那么多血？为什么不能像普通病房那样陪在孩子身边？"在实际生活中,由于 PICU 工作高度紧张、节奏很快,医生、护士往往更关注孩子的病情变化,家长的这些问题常常无法得到详细的解答。

儿童是意外伤害和急危重症发生的高危人群。有些猝不及防的意外或危急情况常常发生在家长身边:孩子发烧抽搐了怎么办？降压药被孩子误服了怎么办？去游泳溺水了怎么办？孩子呛入异物怎么办？如果等孩子送到医院才开始进行处理,往往已造成不可逆转的脏器损害。如果家长能够进行早期急救处理,可明显降低孩子的病死率和致残率。

本书选择儿童常见急诊就诊时和入住 PICU 过程中家长最为关心的、医务人员需要反复沟通解释的常见问题,请资深儿童危重症和急诊专家,通过深入浅出、通俗易懂、图文并茂的表达方式为家长答疑解惑。本书共分为四部分:重症监护病房相关问题指导、家庭健康教育指导、急重症疾病健康教育指导、儿童重症监护治疗技术健康教育指导。希望广大家长能通过本书获得更多的常识,及早发现儿童急危重症,进行早期识别和急救处理,并且在住院期间能够更好地配合医护治疗,使孩子尽快转危为安。本书适用于所有儿童的家长,也可作为儿科医生、儿童保健工作者及基层医务人员的教材和参考书。让我们一起为儿童的健康成长保驾护航!

在此一并感谢参与本书编写的专家们的辛勤付出。不足之处恳请广大读者提出宝贵意见和建议。

钱素云

2020 年 3 月

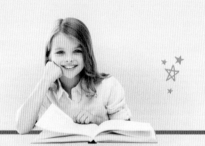

目录

Contents

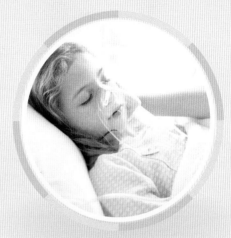

35 **PART 2**
家庭健康教育指导

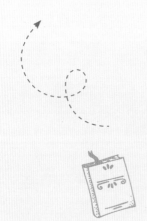

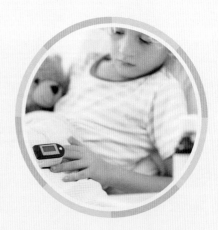

PART 3
急重症疾病健康教育指导

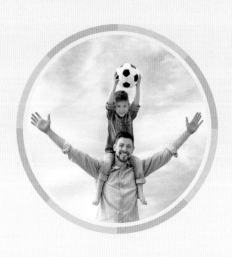
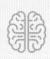

97　PART 4
儿童重症监护治疗技术健康教育指导

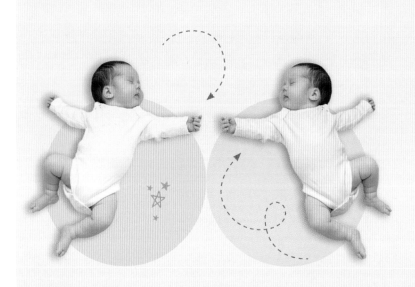

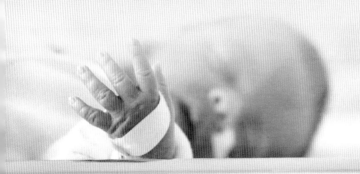

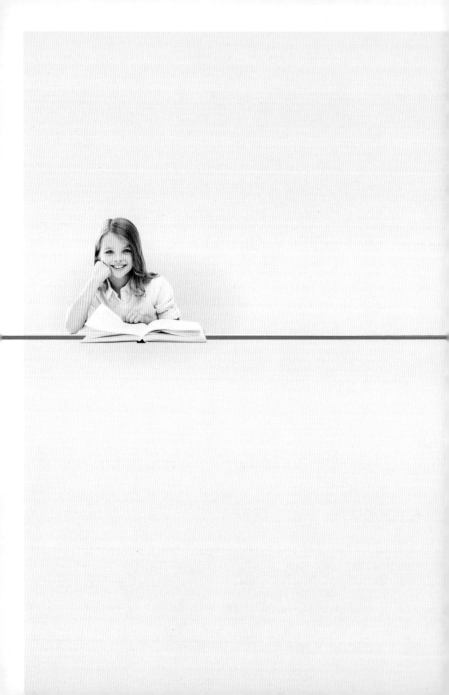

PART 1

重症监护病房相关问题指导

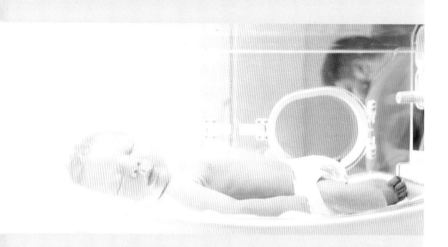

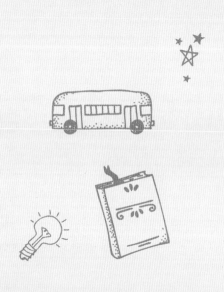

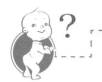

ICU 是什么意思?

ICU 是英文"Intensive Care Unit"的缩写,可翻译为重症加强护理病房或重症监护病房。ICU 是医院仪器设备最多、最先进的科室,ICU 的医师和护士是一支接受过危重病专业培训,掌握多种监护和抢救技术的专业化队伍,ICU 是集中收治内、外科系统危重患者的地方。ICU 集现代化医疗护理技术为一体,在人力、物力和技术上给予危重患者最佳保障,实施广泛、密切的生理功能监测,并据此进行判断和治疗,以得到良好的救治效果。ICU 所涉及的是富有活力并处在医学发展前沿的危重病医学,它对危重患者的价值毋庸置疑。ICU 的出现和发展已成为现代化医院的重要标志,也是衡量一个医院整体水平的指标之一。

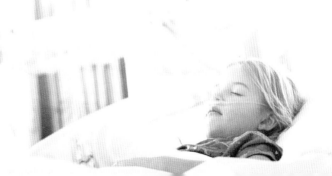

PICU 代表什么？
它和普通病房有何差别？

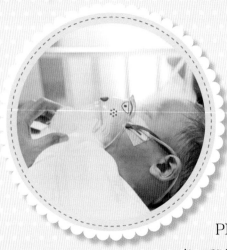

PICU 是儿童重症监护病房的英文 "Pediatric Intensive Care Unit" 的缩写，主要收治 1 个月以上至 18 岁的各类儿童危重患者。PICU 拥有多种仪器设备，可以为病情危重的孩子及时提供持续、全面、系统、密切的监护和高质量的生命支持救治。最大限度地挽救患儿的生命，改善孩子的生存质量。

与普通专业病房相比，入住 PICU 的患儿病情都很危重，随时有生命危险或潜在的生命危险，所以医师、护士会 24 小时监测患儿的体温、脉搏、呼吸、血压、经皮

血氧饱和度等生命体征,随时关注患儿的病情变化并及
时处理。PICU 有很多先进的急救和监护设备,有利于
及时发现病情变化并早期干预、改善预后。当孩子病情
稳定,需要专科治疗的时候,再转回普通病房。

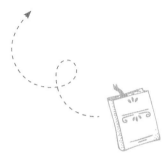

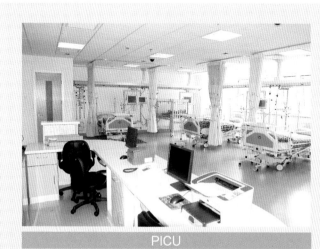

PICU

什么样的患儿需要进入 PICU 治疗？

PICU 主要收治病情危重,随时需要抢救的患儿。例如:

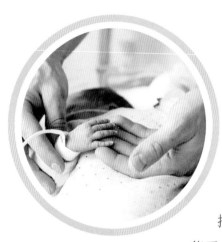

🌻 严重创伤、外科手术后需要对生命指标进行连续严密监测和支持的患儿。

🌻 心跳呼吸停止或即将停止需要心肺复苏的患儿。

🌻 重要脏器(包括心、肺、脑、肝、肾等)功能不全或衰竭的患儿。

🌻 各种休克、心力衰竭及各种原因导致的急性呼吸功能不全或呼吸衰竭的患儿。

🌻 各种类型的中毒、昏迷患儿。

🌻 各种代谢性疾病危象患儿。

✿ 严重酸中毒及机体内环境失衡的患儿。

✿ 脏器移植前后需监护和加强治疗的患儿。

✿ 在慢性器官功能不全的基础上出现急性加重并危及生命,且经 PICU 严密监护和治疗后有可能恢复至原有状态的患儿。

✿ 存在高危因素危及生命,经 PICU 的严密监护和积极治疗可能减少其死亡风险的患儿。

如果明确为晚期恶性肿瘤、疾病终末期病情没希望恢复的患儿,不应收入 PICU,这样会增加患儿的痛苦以及家庭和社会的负担。总之,PICU 应当收治那些有"救治机会"的、病情有可能逆转的危重患儿。

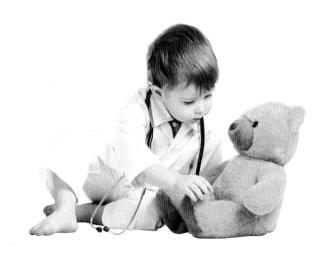

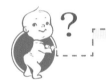

病重的孩子何时可以
离开 PICU？

　　病重的孩子能否离开 PICU 原则上由医师决定。当患儿的原发病得以有效的控制,病情基本稳定;呼吸衰竭已缓解,能够正常脱离呼吸机至少 24 小时,监测生命体征基本平稳;循环稳定,无需应用血管活性药物

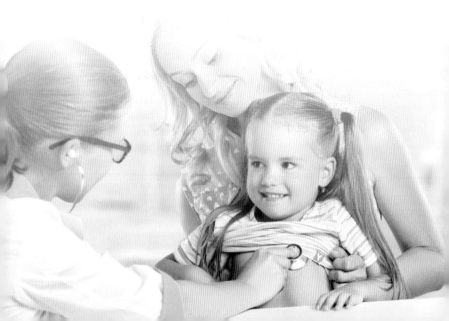

维持；术后孩子苏醒，脱离呼吸机

后监测呼吸、血压等生命体征

平稳；不需要连续肾脏替代

治疗（人工肾）或其他重要

脏器替代支持治疗，且无

其他严重并发症时，可

考虑让孩子离开

PICU。许多

患儿离开

PICU 后

仍需继续住

院治疗和观察，可联系专科病房继续治疗。PICU 和专

科病房的医师会在孩子转科之前进行病情的讨论，讨论

内容包括：目前的治疗原则和用药情况、需要特别注意

观察和处理的问题、进一步治疗和护理的要点问题等，

这样可以为孩子继续顺利治疗做好衔接。少数患儿可

以直接出院。

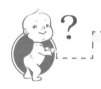

入院时要家长签那么多字，
我该签吗？

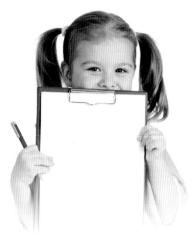

病情告知书是基于患儿家长拥有知情权和选择权来制定的。我国《中华人民共和国宪法》和《中华人民共和国民法通则》规定，公民在患病时应该享有知情权和隐私权，患者行使知情权及其选择权必须依赖于医方的告知。入院时，医师告知的内容包括病情告知、治疗告知、风险告知、费用告知和医术基本情况告知。家长作为患病孩子的监护人，是医师进行告知的主要对象。PICU的孩子病情都很危重，需要积极的抢救和治疗，随时可能出现危及生命的病情变化，所以入院时需要家长了解病情并签署知情同意书、各项有创操作同意书、输血制品同意书、特殊用药同意书等。医师会本着正确、真实、准确告知的原则,尽量用通俗易懂的语言,将孩子的病情、诊疗措施、医疗风险、医疗费用、可能的预后等详尽告知家长。如果在沟通中家长有任何不清楚或感觉难以作决定,可以向医师提出,并咨询相关问题。如果对孩子的病情能够理解、对医务人员的诊疗措施及相关风险等也了解清楚,就需要家长签字表示已知情,并做出选择。家长明确填写知情同意书有利于构建和谐的医患关系,维护和尊重患儿家长的知情权和选择权,医务人员也可根据家长的意愿合理合法地调整诊疗措施,避免医患双方误会、医疗纠纷甚至耽误治疗等严重情况的发生。

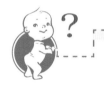

我担心孩子受苦，
可以拒绝做检查和治疗吗？

　　如果孩子的病情危重但经过治疗有逆转恢复的机会，医师会建议家长采用最积极的诊疗措施，包括一些有创伤性的操作或有风险的检查项目，如气管插管或切开、深静脉放置导管、腰椎或骨髓穿刺、手术、血液净化、增强CT等。虽然这些诊疗措施可能增加孩子的痛苦或带来一定风险，但必要的诊疗措施与患儿的预后直接相关，而且医务人员在操作时会尽量将这些损害降到最低，如治疗过程中应用适当的镇静镇痛药物、做好全面的准备和监护等，因此家长应尽量配合医务人员的诊治工作。如果因为担心孩子受苦就拒绝必要的检查和治疗，可能会导致病因诊断不清、病情反复或加重，为下一步的诊断和治疗增加困难，甚至使原有疾病无法治愈或丧失最佳的治疗时机，可能直接危及患儿的生命，甚至导致患儿死亡。

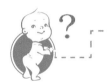

为什么要给病重的孩子做心电监护?

住在 PICU 的患儿是高危患儿,呼吸、循环等生命体征常常很不稳定,需要 24 小时密切观察生命体征的变化。心电监护正是用于监测患儿的心率、心脏节律、呼吸和氧饱和度等关键生命体征的重要方法。危重患儿的生命体征随时可能发生变化,一旦变化(恶化),心电监护可以报警,帮助医师了解病情并及时采取相应的干预措施以挽救生命。心电监护通过床旁的仪器显示屏连续监测生命体征,是一种无创监测方法。心电监护仪不仅提供实时监测,还是一个记录仪器,能记录存储患儿的生命体征,以便回顾性分析病情。因此,对于危重患儿而言,持续心电监护意义重大。

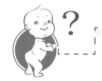

为什么要做血压监测？

PICU 的孩子可能存在休克等危及生命的情况,需要持续监测血压的变化,即使病情趋于稳定也需要每天数次记录血压情况,以便及时发现病情变化,帮助选择药物,并调整给药剂量和间隔,因此血压监测十分重要。血压监测分为无创血压监测和有创血压监测。无创血压监测即应用测量血压的袖带在监护仪上记录一定间隔时间的血压情况,如每 4 小时 1 次等。有创血压监测则需要将监测血压的导管置入血管直接测量血管内血压,一般用于休克、进行大手术或有较大风险手术孩子的术中和术后监护,以及其他存在高危情况孩子的监护等。虽然有创血压有一定风险,但在病危的情况下,可以直接观察到血管压力的连续、动态变化过程,准确可靠,有利于医务人员及时发现和掌握病情变化。在病情稳定后可改为无创血压监测。

为什么要给孩子监测血氧饱和度？

缺氧是非常危险的情况，如果孩子已经出现缺氧，可以表现为面色发青、呼吸困难、抽搐等，严重时还会影响重要脏器如脑、心、肝、肾、消化道等的功能，造成不可逆的损害，所以实时监测血氧饱和度十分重要。传统的血氧饱和度测量方法是先进行人体采血，再利用血气分析仪进行分析，这种方法虽然可以同时测量孩子体内各种电解质和酸、碱离子的指标，但不能进行连续实时监测。因此在抢救过程中常联合经皮血氧饱和度监测。测量经皮血氧饱和度时只需将传感器套在孩子手指或脚趾上，即可连续记录经皮血氧饱和度。这种方法无创、无痛，在 PICU 最常用，可以帮助医师和护士及时发现病情变化并给予相应处理。

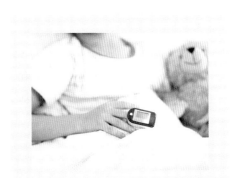

病重的孩子为什么要床旁拍片？

住 PICU 的患儿病情都很危重,许多患有心肺、腹部疾病等,需要严密观察病情变化,及时处理。而 X 线检查可以帮助医护人员快速了解患儿的心、肺情况,协助判断有无肠穿孔等急腹症、有无骨折等,是帮助医师明确诊断、判断病情变化和治疗效果的一项重要检查方法。危重患儿抵抗力低下,身体上需要留置气管插管、静脉导管、导尿管等许多管路,搬动孩子外出检查有较大困难,也增加孩子继发感染的机会。而便携式移动 X 线机器可以方便医师在床旁完成影像学检查,减少了孩

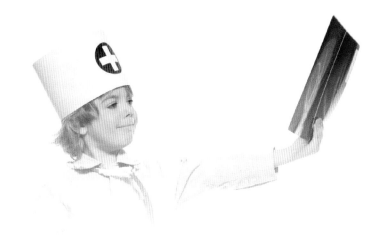

子外出检查继发感染或管路脱出的风险。目前,床旁拍片检查已在临床应用很长时间了,每次拍摄时间很短,甚至不到 1 秒,接受如此短时间的射线辐射量远远达不到对人体构成伤害的级别。同时,在做检查时医护人员会采用一定的保护措施,所以家长不必过于担心。

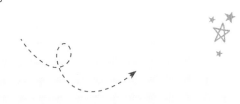

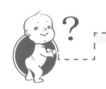

为什么入住 PICU 的患儿
不允许家属陪护？

孩子入住 PICU，在病情危重阶段，许多家长都想陪着孩子，但 PICU 一般都不允许陪住。原因有以下几点：

❀ 病情危重的孩子，身体的抵抗力低下，容易继发感染等加重病情。另外，危重患儿常需要使用呼吸机、血液净化等多种特殊治疗手段来维持孩子的生命，同时需要监测血压、尿量、中心静脉压等多项指标，许多有

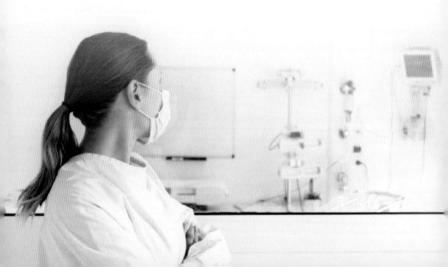

创的监测和治疗使孩子更容易发生感染。病房内人员越多,孩子继发感染的机会就越大。

❀ 入住 PICU 的患儿病情危重,需要安静的环境和尽量少的外界刺激,以让孩子尽早康复。家长陪住时,往往因为感情因素,不容易控制孩子的活动,对疾病恢复不利。

❀ 危重症患儿,身上常常有许多导线、导管等,由于家长不具备专业知识,若稍有疏忽,移动或碰掉这些机器、导线、导管,会给孩子造成危险,甚至危及生命。

❀ 许多有创的治疗会给孩子带来一定的痛苦,家长在场可能因不能控制自己的感情而影响正常的治疗。

因为这些因素,PICU 一般都不允许家属陪护。

为什么要用约束带约束孩子?

孩子入住 PICU 后,医师和护士常常使用约束带约束孩子的手或脚,许多家长看到后往往觉得医师和护士很残忍,其实事实并非如此。之所以使用约束带约束孩子,主要是基于以下原因:

❀ 危重患儿身上有很多的导线、导管,孩子或由于年龄小,不懂得这些,或由于疾病导致其意识不清楚,

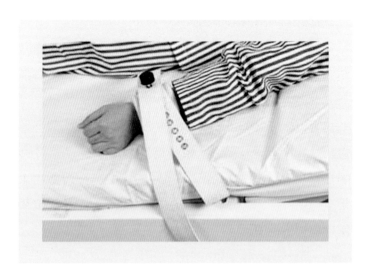

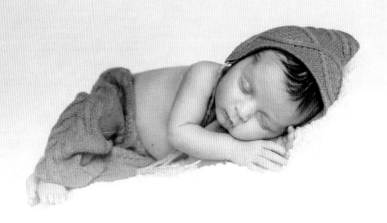

常有些无意识的动作,或不能控制自己的行动,如果不约束手脚,常常会自己将这些导线或导管扯掉,引发意外,给孩子的生命造成威胁。

🌼 有些孩子年龄小,不懂得危险,如果不限制其活动,可能会从床上坠落,造成摔伤或其他意外伤害。

此外,家长也不必担心这些约束措施会给孩子造成伤害,这是因为:首先,约束孩子所用的约束带质地很柔软,医师、护士在系约束带时也不会系得很紧,以免影响血液循环。同时医师和护士会定时检查、调整约束带,使约束带既能约束孩子的活动,又不会对孩子造成伤害。

住 PICU 的患儿怎么吃东西？

许多家长担心自己的宝宝住进了 PICU，病情那么重，身上又接了那么多的导线、管子，怎么吃东西？会不会饿坏了？其实，怎么让孩子吃、吃什么，也是 PICU 治疗的重要组成部分。医师会根据孩子的病情，选择不同的方式让孩子"吃"，不但要"吃"，而且要"吃"好，以促进孩子早日康复。选择如何"吃"，有下列方法：

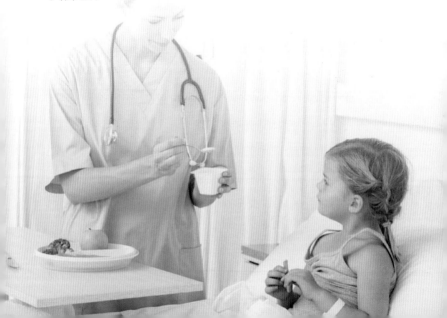

💠 能够自己用嘴吃的孩子,护士会给孩子喂饭或喂奶,让孩子自己吃,同时会根据孩子的病情需要,选择最适合孩子疾病康复的饮食。

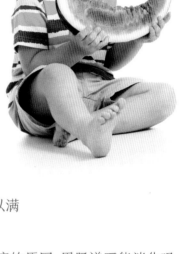

💠 不能用嘴吃东西,比如昏迷的孩子,医师会插一个管子到孩子的胃或空肠里,通过这根管子把需要的食物注入到孩子的胃或空肠里,以满足孩子的营养需要。

💠 有些孩子因为疾病的原因,胃肠道不能消化吸收食物,在这种情况下医师会选择肠外营养,也就是平常说的静脉营养,把营养液通过静脉输入到孩子的体内。

所以选择什么样的方式让孩子"吃饭",主要取决于孩子的病情。

住 PICU 的患儿能吃些什么？

　　和选择进食的途径一样,孩子吃什么食物同样取决于病情:

　　✿ 胃肠道消化吸收功能良好,能自己进食的孩子,会给其普通的饮食。但会根据孩子的病情,选择容易消化吸收的食物,同时由营养师计算孩子每天需要各种营养的量,通过不同食物的搭配,满足孩子的需要。

　　✿ 胃肠道消化吸收功能差的孩子,医师会根据孩子胃肠道功能的状态,选择一些经过简单消化或不需消化就能吸收的肠内营养制品,每天

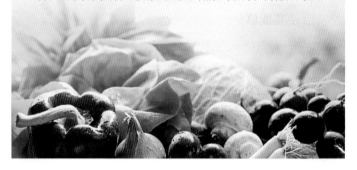

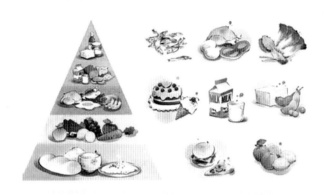

计算孩子的需要量,满足孩子的需要。

　　✿ 胃肠道消化吸收功能完全丧失的孩子,医师就只能选择肠外营养来满足孩子的营养需要。静脉营养所用的营养液,是将正常情况下不能经静脉利用的营养物质,如蛋白质、脂肪、碳水化合物、矿物质、维生素等,经过药厂的精细加工,使其能够经静脉输入后被人体利用。

　　✿ 有些孩子胃肠道功能差,但并没有完全丧失,这时医师会选择孩子能"吃"多少,就让他经胃肠道吃多少,不足的部分通过静脉营养补充,以满足孩子的需要。

如何让住 PICU 的患儿充分休息？

患病的孩子，特别是患危重病的孩子，需要充分休息。许多家长担心，PICU 彻夜灯火通明，又经常有抢救，孩子也不停地在接受各种治疗，怎样才能保证孩子充分休息呢？

其实，PICU 的医师、护士有多种方法保证孩子休息。首先，PICU 病房要保持安静，而且会尽量将一个孩子的治疗集中一起做，让孩子在治疗的间歇期能够休息。其次，在没有治疗时，会将孩子附近的灯光调暗一些，尽量不影响孩子休息。第三，对于某些接受比较痛苦的治疗的孩子，医师会给孩子适当的镇静和镇痛药物，尽量让孩子在舒适无痛的情况下接受治疗，同时也保证孩子的休息。另外，有些镇痛、镇静药物还有一个神奇的作用，专业术语叫"顺行性遗忘"，也就是在镇痛、镇静过程中，孩子会不记得给他造成痛苦的事情。镇痛、镇静治疗一旦结束，这种作用也就消失，不会影响孩子的记忆力。这样的治疗既保证了孩子的休息，又可避免治疗的痛苦所带来的心理创伤，让孩子更快康复。

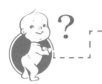

住院后要抽那么多血做检查，
宝宝吃得消吗？

宝宝住 PICU 后，医师往往要交代抽血以进行各种检查。家长常常担心："这么小的宝宝，抽那么多血，孩子吃得消吗？"

其实，这不用担心。首先，宝宝病情危重，需要抽血监测许多指标来确定诊断和指导治疗。没有准确的监测，就不能给予孩子最精准的治疗，会延误孩子的康复。其次，医师会根据孩子的病情确定需要做哪些化验，如果宝宝确实不能一下子抽出所需的血样，医师会选择必需且紧急的检查优先进行，其他的不急需的检查暂缓，等孩子能够耐受的时候再去检查。另外，现代化检验技术的发展已经可以用很少的血量，查很多的检验项目。因此，有时看着一大堆的化验单，其实仅需少量血就可完成。所以，家长不必担心抽血过多孩子吃不消。

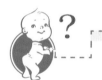

家长为什么要
遵守 PICU 的探视制度及探视时间?

PICU 除了不许家属陪护外,许多家长也不太理解 PICU 的探视制度和探视时间为什么那么严格。不让我陪孩子,多看看总可以吧! 其实,这与不许家长陪护是同样的道理。不遵守探视制度和探视时间,会给孩子带来许多潜在的风险。比如,容易增加继发感染的机会,孩子可能因见到家长情绪过于激动而影响病情的恢复,或由于哭闹、乱动等影响监护和治疗效果。因此,家长应遵守 PICU 的探视制度和探视时间,以保证孩子获得最好的休息,争取尽快康复。

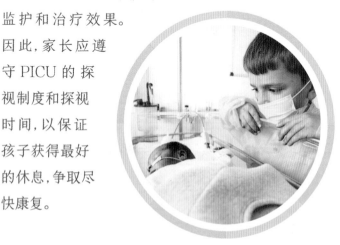

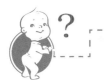

记录孩子的 24 小时出入量
有什么作用？

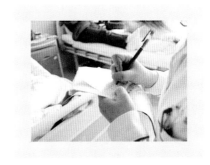

　　入住 PICU 的患儿，护士都要记录他们的 24 小时出入量。所谓 24 小时出入量，主要指的是液体的出量和入量，也就是孩子 1 天内吃了多少、喝了多少、输了多少液体、尿了多少、腹泻的孩子排了多少大便等。记录这些的目的是为了精确计算每天给孩子输入多少液量最合适。PICU 的患儿因为病情严重，许多孩子的心脏、肾脏等脏器功能不好，液体量过多会造成水肿加重，甚至心力衰竭；液体量过少又可导致脱水及营养不足等问题。不论液体量过多或过少，都会影响孩子病情的康复。只有记录孩子的 24 小时出入量，才能准确判断应该给多少液体，才能让孩子既不出现脱水，也不会发生液体过多，使病情尽快康复。

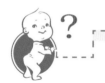

床边隔离是什么意思？

提到隔离，凡是经历过 2003 年 SARS 的人，总感觉有些害怕。但有些住 PICU 的患儿需要进行床边隔离。家长常有疑问："我们孩子怎么也需要隔离？床边隔离又是怎么回事？"

所谓床边隔离，是针对经消化道传染的疾病和耐药菌感染儿童的一种隔离措施。具体方法就是每人使用自己的食具和便器，排泄物、呕吐物和剩余食物须消毒后放置，常用的治疗器械须固定专用。医护人员须穿隔离衣、消毒双手后再接触患儿等。通过这些措施，可以避免其他患儿感染这些疾病或耐药菌。所以家长完全不用担心隔离会给孩子造成什么影响。

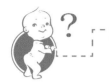

进 PICU 探视为什么
要洗手、穿隔离衣?

　　家长进入 PICU 探视要先穿隔离衣并洗手后才能接触患儿,其目的同样是为了保护患儿,尽量避免感染。由于危重患儿的抵抗力很低,而家长的身上、衣服上,特别是手上,常常带有各种细菌或病毒。如果家长不穿隔离衣、不洗手,在探视时接触或抚摸患儿,就可能给患儿带来感染,加重病情,造成不必要的风险。因此,家长探视时一定要遵守 PICU 的探视制度,穿好隔离衣,并认

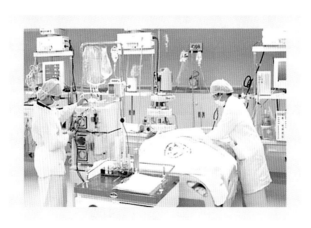

真洗手。平时我们的手接触外界最多，也是携带各种细菌、病毒最多的部位。用流动的清水和肥皂严格洗手，就可清除手上携带的绝大部分病毒和细菌。因此，洗手特别重要。当然，洗手的方法也是有讲究的，要严格按照七步洗手法的步骤，洗净手的每个部位，才能真正起到清除细菌和病毒的作用。

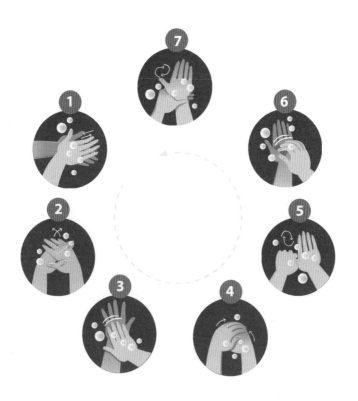

PICU 用的监护床和普通病床
相比有何区别？

PICU 的床和普通病床不同，为满足危重患儿的需求，监护床具有许多普通病床所不具备的功能。

首先，监护床可根据患儿的需要来调节床面不同部位的位置，比如抬高床头，让患儿采取坐位或半坐位，抬高床尾使患儿下肢抬高，或让床面倾斜使患儿采取侧卧位等，这些功能使某些不能自己调节体位的危重患儿可以根据治疗的需要，采取不同的体位。

其次，监护床还具备测量体重的功能，这对于治疗过程中需要监测体重的患儿，不下床就可以每天测量体重，从而确定孩子每天的液体量是否合适。

除了监护床本身的特殊功能外，每个监护床还要配备许多抢救治疗必不可少的设备，比如用来监测心电图、呼吸、血压和血氧饱和度的多功能监护仪，呼吸机、吸痰等用的负压吸引器以及控制液体输入速度的输液泵等。这些设备和监护床共同构成一个床单位，满足危重症患儿的治疗和抢救所需。

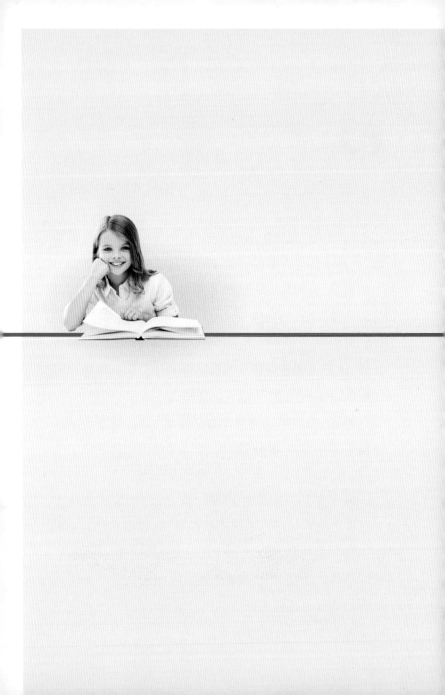

PART 2

家庭健康教育指导

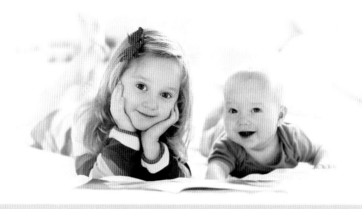

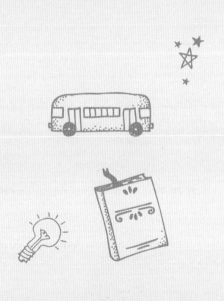

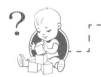

孩子呛入异物怎么办?

当孩子呛入异物时,及时取出异物至关重要。记住:异物吸入导致的窒息可取人性命于几分钟之内。不要试图将手指伸入口腔以期挖出异物,这样反而可能使异物呛入更深。海姆立克急救法是每一位孩子父母都应该掌握的技能。对于 1 岁以内的婴儿,救护人应该马上把孩子抱起来,一只手捏住孩子下颌骨两侧,手臂贴着孩子的前胸,让其脸朝下,头低臀高,趴在救护人的膝盖上,另一只手在孩子背上肩胛骨之间的区域重拍 5 次,同时观察孩子是否咳嗽并将异物吐出。如果孩子因缺氧已经昏迷,立刻让婴儿平躺在坚硬的地面或床板上,抢救者立即做心肺复苏。注意每次做人工呼吸时先观察孩子口腔内能否看到异物,若看到,首先用手指取出异物,若看不到异物就直接做口对口人工呼吸,直至异物排出。对于 1 岁以上的孩子,救护人员从背后抱住孩子的腹部,一手握拳,将拇指一侧放在患儿腹部(肚脐稍上);另一手握住握拳之手,急速冲击性地、向内上方压迫其腹部,反复有节奏、有力地进行,以形成气流将异物冲出。

多大的孩子容易发生热性惊厥？ 有什么特点？

惊厥又称"抽搐"，俗名"抽风"，是儿童常见的急症，3岁以下的婴幼儿最容易发生，人群中6岁以下孩子的惊厥发生率约为4%~6%，比成人高10~15倍。引发儿童惊厥的原因有多种，其中单纯因发热所引起的惊厥最为常见，也称"热性惊厥"或"高热惊厥"。

热性惊厥好发于6个月~6岁的孩子，大多由于各种感染性疾病引起，以感冒最为多见；孩子发热在38℃以上，先发热后惊厥，惊厥多发生在出现发热的24小时内；发作时孩子全身性抽搐，伴意识丧失，持续数秒或数分钟缓解；惊厥发作后孩子可以很快清醒；医师查体多没有神经系统的异常；发作2周后做脑电图正常。一般短暂的惊厥对大脑没有明显影响，预后良好。热性惊厥有遗传倾向，也就是说父母小时候有热性惊厥病史的孩子发生的几率更大。

若孩子低热就发生惊厥或频繁惊厥，每次持续时间较长，则可能是复杂性热性惊厥或颅内感染等，这种情况更为严重，家长要带孩子及时来医院就诊。

孩子热性惊厥怎么办？

孩子发热生病很让家长焦虑,若在孩子发热期间突然抽风,更是让许多家长惊恐不安。一旦孩子发生热性抽搐,家长首先将孩子头偏向一侧,以防止呕吐物误吸入气道引起窒息或肺炎;同时解开孩子的衣领,散热的同时可以帮助保持气道通畅;可以用软布或手帕放在孩子的上、下磨牙之间,防止咬伤舌头;同时用手绢或纱布及时清除患儿口、鼻腔中的分泌物;保持周围环境安静,尽量少搬动患儿,减少不必要的刺激。待孩子抽搐停止后、意识尚未恢复前,可给予物理降温,主要就是解衣散热,用温水毛巾反复轻轻擦拭大静脉走行处如颈部、两侧腋下、肘窝、腹股沟等处,使之皮肤发红,以利于散热。待孩子意识恢复后,可给予对乙酰氨基酚或布洛芬口服退热。并立即到医院就诊。

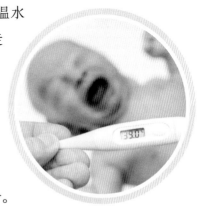

孩子误服了药物怎么办?

　　生活中不时会有一些孩子因误服药物而造成家庭悲剧,家长应该学会一些紧急救治的常识,并努力防患于未然。当家长发现孩子可能误服了药物时,切莫惊慌失措,马上检查大人用的药物是否被孩子动过。其次,家长要尽快弄清孩子误服了什么药物、服药时间大约有多久和误服的剂量有多少,及时掌握情况。确认孩子吃错了药,在送医院抢救之前,应采取适当催吐。催吐可用手指刺激孩子咽部,使药物被呕吐出来,胃部内容物少者,不容易呕吐,要让其先喝水再催吐。对于小孩,可以将孩子腹部顶在救护者的膝盖上,让头部放低,这时再将手指伸入孩子喉咙口,轻压舌根部,反复进行,直至呕吐为止。催吐后应立即送孩子去就近医院就诊。

　　需要提醒家长的是,尽量就近就医,以免错过最佳治疗时机。去医院时,不要忘记带上误服的药物,供医师识别,以便采取有针对性的治疗措施。

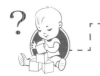

洗胃会导致胃穿孔吗?

洗胃是指将一定成分的液体灌入胃内,混合胃内容物后再抽出,如此反复多次。其目的是为了清除胃内未被吸收的毒物或清洁胃腔,对于急性中毒,洗胃是一项重要的抢救措施。

那洗胃会造成胃穿孔吗? 答案是肯定的。虽然洗胃造成胃穿孔的概率很低,但还是可能发生的。一般以下情况时有发生胃穿孔的危险,应禁忌或慎重洗胃:

✿ 若孩子误服强酸或强碱等腐蚀性药物,应禁忌洗胃,以免导致胃穿孔,可服用豆浆、牛奶、米汤、蛋清水等以保护胃黏膜。

✿ 如误服药物引起频繁、持续抽搐,有可能在洗胃过程中孩子反复抽搐、烦躁不安,导致胃穿孔发生。这种情况下,应在洗胃前先给予充分镇静,控制抽搐后再洗胃。

    有时孩子可能由于恐惧而在洗胃时剧烈挣扎哭闹,这种情况下也有可能导致胃穿孔发生。因此,如果必须洗胃,大一点的小孩应在洗胃前做好充分的安慰和疏导,当无法安抚又必须洗胃时,可先给予必要的镇静药物,使洗胃操作在安全的情况下完成。

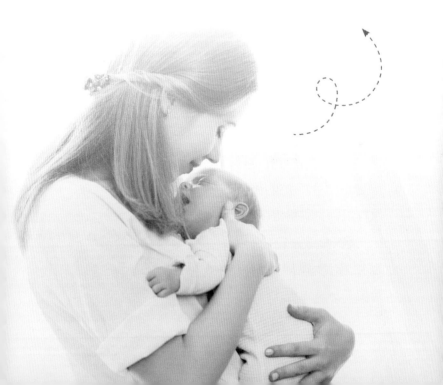

孩子在医院输液过程中
药物过敏怎么办?

　　输液是将药物溶于适当的液体(如生理盐水)通过静脉滴注输入人体的治疗手段。和其他任何给药方式一样,输液也有它独特的优势和缺点。可能导致过敏就是其一个非常明显的缺点。当家长发现孩子在输液过程中出现皮疹、面色潮红、刺激性咳嗽甚至休克的表现时,应立即想到发生输液过敏的可能性,此时应立即停止输液,同时呼叫护士,在护士的引导下寻求医师的帮助。部分过敏反应轻微的患儿,只需要停止输注液体,其皮疹就很快消退。部分稍严重过敏反应的患儿需要医师给予抗组胺药、糖皮质激素等抗过敏药物。当发生过敏性休克时,应立即给予肾上腺素,以及抗组胺药、皮质激素,更换输液管道和液体,只要抢救及时,输液引发的过敏反应一般恢复很快,预后良好。

儿童发生喉炎时喉梗阻严重吗？
家长能做些什么？

喉炎一般由病毒或细菌感染引起，亦可并发于过敏和吸入性损伤。与成人相比，儿童的喉部比较狭窄，发生喉炎时主要表现为以喉部声门区黏膜为主的急性炎症，充血、水肿，此时喉部气道更加狭窄，可造成儿童呼吸困难甚至窒息，即出现喉梗阻。患有喉炎的儿童常在感冒后出现"碰、碰"声咳嗽，同时伴有声音嘶哑、吸气时喉鸣。喉炎起病急，可有发热，喉梗阻严重时患儿有明显的烦躁、大汗、面色苍灰。一般白天轻，夜间加重，喉梗阻者若不及时抢救，可窒息死亡。作为家长，如

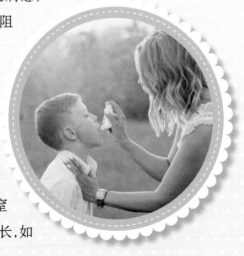

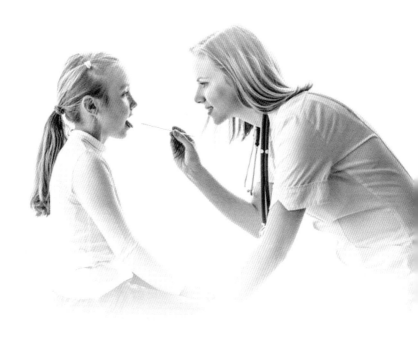

果发现儿童突然出现声音嘶哑,有与平时不一样的"砼、砼"声咳嗽,应该想到有急性喉炎的可能性,及时到医院就诊,同时减少环境刺激,尽量让患儿保持安静,避免哭闹。对于确诊为喉炎的儿童,应该密切观察儿童病情变化,特别是夜间睡眠时,如果出现明显呼吸困难提示有喉梗阻时,需立即前往医院就诊,不要等到第二天。

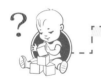

儿童面色发紫是什么原因?

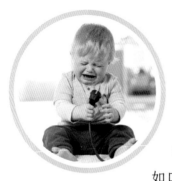

发紫也称为发绀,主要是由于血液中未与氧气结合的还原血红蛋白增多,使皮肤和黏膜呈青紫色改变的一种表现,这种改变常发生在皮肤较薄、色素较少和毛细血管较丰富的部位,如口唇、指(趾)甲床等,是人体缺氧的表现。引起儿童面色发紫的常见原因有:

🌼 严重心脏疾病:由于心脏结构异常,动脉血与静脉血液混合在一起;

🌼 严重呼吸道梗阻或肺部疾病引起缺氧;

🌼 休克等微循环障碍导致局部组织缺氧;

🌼 食物中毒(如腌制的食物含亚硝酸盐);

🌼 血液中的红细胞结构存在先天性缺陷;

🌼 儿童在发生抽搐时会出现面色发紫;

🌼 部分儿童在发生高热前由于寒战、皮肤血管收缩也会出现面色发绀,但随着体温改善会迅速好转。

儿童精神差有哪些表现?

儿童生病时不太会或者不知道怎么表达,一些儿童会出现精神差,主要表现为对外界刺激反应迟钝,不哭不闹,食欲下降,睡眠时间延长,不易唤醒,不愿与人交流,注意力不集中,四肢无力,活动减少,还有的儿童表现为烦躁不安。很多疾病都会伴有精神差,此时家长应该注意观察有无其他症状,最常见的如发热,婴幼儿可出现红色的热性面容,大一点的儿童往往表现为精神差、头晕等症状,有时候精神反应差可以是儿童患病的唯一表现,如儿童发生肠套叠时,可以仅出现精神反应差而无其他特征性表现。因此,儿童无假病,如果发现儿童精神不好,提示儿童身体状况发生改变,应提高警惕,及时就医,以免延误病情。

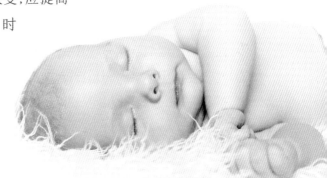

儿童呼吸费力有哪些反应?

呼吸费力是呼吸功能不全的重要表现。此时儿童会出现烦躁不安,无法入睡,张口呼吸,可有呼吸频率增加、喉鸣、喘息,并伴有呼吸深度与节律的改变,重则出现呻吟、鼻翼扇动、发绀、端坐呼吸不能平卧。解开衣服会发现儿童的锁骨上窝、胸骨上窝和肋间隙、剑突下吸气时出现凹陷,同时腹部参与呼吸运动幅度增加。呼吸费力又可分为吸气费力和呼气费力。吸气费力往往由于上呼吸道阻塞如鼻塞、喉炎、气道异物引起;呼气费力多见于哮喘发作时气道痉挛;双向性呼吸费力常见于重症肺炎时缺氧。另外,一些呼吸道以外的疾病也会让儿童出现呼吸费力,如先天性心脏病、心力衰竭、酸中毒、神经肌肉疾病等。

过敏性休克可怕吗？

　　过敏性休克是一种既少见又严重的全身性过敏性反应，若不及时处理，常可危及生命。它是外界某些过敏物质进入已致敏的人体后，在短时间内发生的一种强烈的过敏反应。过敏性休克的表现和程度，与体质、过敏原进入量的多少及进入途径等有很大关系。通常突然发生，主要表现为皮肤瘙痒、荨麻疹；声音嘶哑、呼吸困难、胸闷、咳嗽；腹痛、恶心、呕吐；头晕、面色苍白。严重者迅速进入休克状态，此时孩子意识不清，脉搏很弱，血压下降，如不及时抢救，常在短时间内死亡。对某些特定物质敏感的人，在接触到这些物质数分钟后就会出现上述反应。昆虫刺伤及接触某些药物（如青霉素）是最常引发儿童过敏性休克的原因，某些食物例如花生、贝类、蛋和牛奶等也会引起过敏性反应，但休克并不常见。

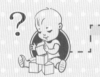

儿童哮喘加重有什么表现?

哮喘是一种反复发作的呼吸系统过敏性疾病,如果不及时治疗就会出现严重后果。儿童哮喘容易在季节更替时发作,常见的诱发因素有环境温度骤变、灰尘、花粉、霉菌及螨虫等,有些食物如鱼、虾、蟹、海产品等也是重要的致敏原。哮喘急性发作时的主要症状有咳嗽、咳痰或痰鸣、喘息、呼吸困难、胸闷等。轻度发作时多数以发作性咳嗽和胸闷为主要表现,严重发作时孩子因缺氧烦躁不安,端坐呼吸,耸肩喘息,面色苍白,鼻翼扇动,口唇及指(趾)甲青紫,全身冒冷汗,说话时字词不能连续。如果气道阻塞严重,会由烦躁不安转为抑制状态,孩子表现为昏昏欲睡,神志不清,呼吸微弱,反应迟钝,面色、口周及手脚末端青紫,皮肤可表现为大理石样花纹、湿冷。儿童哮喘发作是急症,应及时就近就诊。

什么是癫痫持续状态?

癫痫持续状态也称为"惊厥持续状态",是指惊厥发作持续较长时间不能缓解的一种危急状态。一般认为一次惊厥发作持续 30 分钟以上,或连续多次发作,发作间歇期孩子的意识不能恢复,就称为癫痫持续状态。近年有专家认为,全身性四肢强直性大发作的惊厥持续时间在 5 分钟以上就可以诊断癫痫持续状态,这样有利于早诊断,早期积极治疗。绝大多数孩子发作时表现为猝然扑倒,陷入昏迷,面色潮红、紫红,继之转为青紫或苍白,口唇青紫,牙关紧闭,两目上视,项背强直,四肢抽搐,口吐涎沫,或喉中痰鸣,或发怪叫,甚则大小便失禁。癫痫持续状态是儿科急症,如果没有及时发现或延误就诊会有生命危险,即使积极抢救,病死率仍达 3.6%,存活的孩子亦可因惊厥性脑损伤而致永久性神经系统后遗症。如果孩子在医院外出现癫痫发作,应立即将患儿侧卧位,保持安静,避免刺激,通畅呼吸道,防止窒息,可用小毛巾等置于口中,避免咬伤舌头,同时尽快去医院救治。

儿童突然晕倒怎么办？

　　儿童晕厥是比较常见的急症。它可以突然发生，大多数表现为眼前突然发黑、眩晕、晕倒和短时间的意识丧失，有时在发生晕厥之前出现恶心、出汗、心跳变慢等。夏季天气炎热或者在直射日光下站立过久、突然由坐位或蹲位站起来时、运动和活动过多时、起床后或起床时一过性脑缺血是儿童晕厥最常见的原因；饥饿导致低血糖也可致儿童晕厥；甚至有的儿童在穿高领衣服急转头时，由于颈动脉窦的感受器受到刺激也会突然发生晕厥。一般来说，儿童晕厥是一种预后良好的疾病，发作时家长不必过度地恐惧和焦虑，及时让孩子平卧，下肢抬高，通风，保持安静，避免刺激，如口、鼻腔有分泌物，将头侧向一侧，防止窒息。如考虑是低血糖导致的晕厥，可饮适量糖水。平时让孩子尽量避免闷热环境、过度疲劳、脱水、长时间站立等。鼓励孩子进行适量、循序渐进的体育锻炼以减少或避免晕厥的发生。

患喉炎会有生命危险吗？

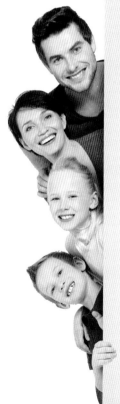

严重的喉炎会导致呼吸道梗阻,出现呼吸困难、缺氧,甚至危及性命,应引起家长重视。儿童声门下区的气道黏膜组织疏松,有炎症时黏膜和黏膜下极易发生水肿,再者儿童喉腔狭小,喉软骨支架弱,发生声门下水肿极易阻塞喉腔,严重影响通气。绝大多数儿童的急性喉炎发生在夜间或凌晨,开始像感冒,可有不同程度的发热。起病时即有声音嘶哑、干咳,咳嗽时发出"碴、碴、碴"的声音,似犬吠状,随后出现吸气不畅并伴有喉鸣音,病情逐渐加重可发生显著的吸入性呼吸困难。喉炎患儿应充分休息、多饮水,在喉炎初期孩子的声音有些嘶哑时,虽然没有呼吸困难,也要加以重视,及时去医院治疗,以防出现喉梗阻。

儿童误吃了农药怎么办？

农药进入体内会对身体造成损害。儿童误服农药的常见原因有两大类：家长将农药放入饮料瓶中，孩子误当成饮料摄入；年龄较大的儿童因受到情绪刺激试图自杀时服用。当发现孩子服入农药时，家长一定不能惊慌失措，要尽快弄清：孩子误服了什么农药？服药时间大约有多久？误服的剂量有多少？及时掌握这些信息对医师的诊断和治疗非常有帮助。如果确认孩子喝了农药，在送医院抢救之前，应先催吐。催吐时可用手指刺激孩子的咽部，使农药被呕吐出来；或者给孩子大量喝水，然后再刺激咽部以促使农药被呕吐出来。对于小孩，可以将孩子腹部顶在救护者的膝盖上，将其头部放低，这时再将手指伸入孩子喉咙口，轻压舌根部，反复进行，直至呕吐为止。由于不同的农药有不同的处理解救方法，催吐后要立即送孩子去医院就诊。

儿童手足口病
有哪些表现时提示病情可能很重？

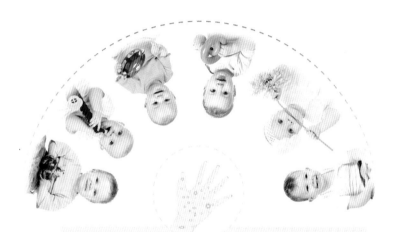

手足口病的常见临床表现有：

1. 手、足、口腔等部位出现疱疹。

2. 臀部或膝盖也可能出现皮疹。

3. 口腔黏膜出现散在的疱疹，疼痛明显。

4. 有的孩子还伴有咳嗽、流鼻涕、食欲缺乏、恶心、呕吐和头疼等症状。

5. 病情严重的孩子，还会伴有肌肉痉挛或脑炎、急性迟缓性麻痹、心肺衰竭、肺水肿等。

　　手足口病是儿童的一种常见传染病,患儿常在手、脚及口腔内出现疱疹,大多预后良好,但有一小部分儿童会发展为重症或极重症手足口病,常常危及孩子的生命或发生后遗症。家长需要了解出现哪些表现时就提示病情很重,例如孩子持续高热不退,或者孩子精神很差,嗜睡,频繁呕吐,有些会出现惊跳,或者孩子出冷汗,手脚凉,呼吸增快,脸色发白,手脚没有力气,如果出现这些情况,孩子有可能会发展为重型手足口病。另外,重型或极重型手足口病多见于 3 岁以下的婴幼儿,因此,如果宝宝年龄偏小,家长一定要更加注意,当出现以上情况时一定要立即到医院救治。

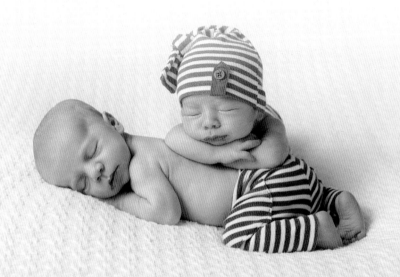

儿童溺水如何急救？

　　抢救溺水者的关键在于争分夺秒，一旦溺水者被救助上岸，及时有效的现场急救对挽救其生命至关重要。孩子被救上岸后只顾倒出吞入胃内的水或立刻转送医院的做法都将贻误最佳抢救时机。因一些溺水的孩子发生喉痉挛或屏气，根本未吸水入肺，即使吸入一些水到肺内也会很快被吸收进入循环系统，没必要采取各种方法（倒立或挤压腹部）试图将吸入气道的水清除。正确做法是将溺水者仰卧，迅速检查其反应和呼吸，若神志不清但有自主呼吸，将患儿置于侧卧位等待急救车到来即可。如果已经呼吸停止，将孩子的头部轻度后仰开放气道,立即给予2次口对口人工呼吸,方法是托起下颌,捏住其鼻子,口对口往其嘴里吹气,待其胸廓稍有抬起时放松鼻孔。如果人工呼吸后检查未摸到脉搏,立即行胸外

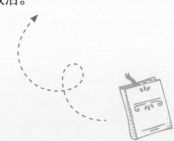

心脏按压,按压位置在两乳头连线中点,双手重叠双臂垂直向下按压,每分钟按压 100~120 次,仅 1 个施救者时每按压 30 次给 2 次人工呼吸,2 个人复苏时按压 15 次给 2 次人工呼吸,直到孩子的心跳恢复。胸外按压时患儿可能出现呕吐,应将患儿头转向一侧并用手指清除呕吐物,防止误吸进一步损伤肺部。其间尽快拨打 120 电话,请求专业人员救治。

不小心捂热孩子怎么办?

在冬季,家长常常担心孩子尤其是小婴儿会受凉、受冻,往往会给孩子包裹过多、过紧;或者孩子含着奶头睡在母亲腋下,母亲入睡后不慎捂住孩子的头部,特别是嘴及鼻子,这样常常会出现一种疾病,叫捂热综合征或蒙被综合征。多见于1岁以内的婴儿,尤其是新生儿。捂热综合征的孩子表现为大汗淋漓,高热,甚至抽搐,严重的会对孩子大脑造成损伤,产生后遗症。如果家长发现孩子出现以上表现,那孩子可能是被过度捂热。这时家长要尽快去除造成捂热的原因,立即给孩子解衣散热,并让孩子尽快呼吸到新鲜的空气,孩子体温很高,要迅速降温,最好采用物理降温法。并立即拨打120就近送医院进一步救治。

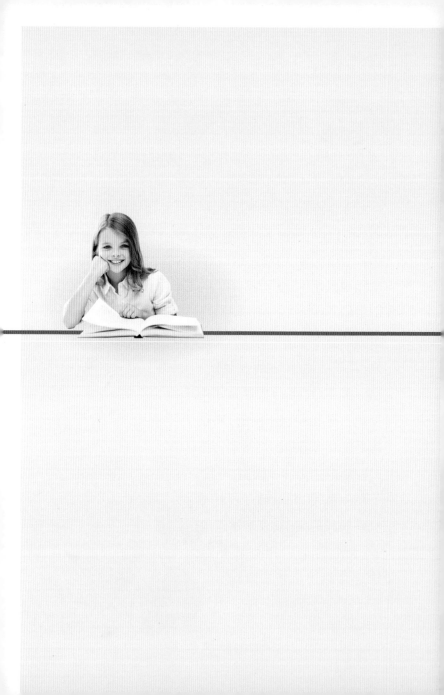

PART 3

急重症疾病健康教育指导

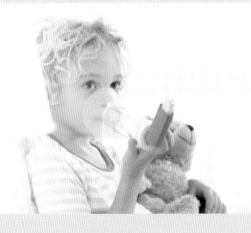

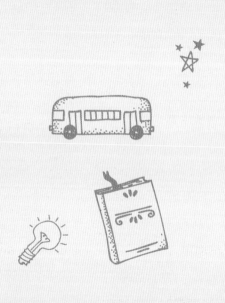

出现什么情况需要带孩子看急诊？

　　儿童有别于成人,年龄越小病情变化越快。当宝宝突然出现异常表现或原有病情发生恶化时,都要立即去医院就诊。常见需要看急诊的情况有:不明原因的异常哭闹不能够安抚;频繁呕吐不能进食;孩子昏睡精神反应差,突然出现抽搐、意识不清楚、呼吸困难、中毒、创伤、高热不退以及原有基础疾病突然加重。此时均需要立即看急诊,如果这些情况不及时处理,会危及宝宝的生命。新生儿期(生后28天以内)的疾病都需要到急诊科就诊。当新生儿出现呛奶、吐沫、拒乳、腹胀、异常哭闹、严重黄疸、发热、呼吸异常、反应差等情况时均提示需要带孩子看急诊。另外,凡是在家中或医院外急性起病,经120医生现场紧急救治的孩子都需送到医院急诊科进一步明确病因,评估全身脏器的功能以进一步救治。

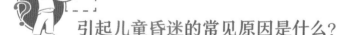

引起儿童昏迷的常见原因是什么?

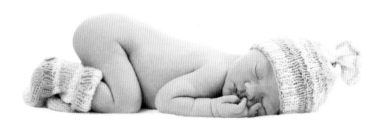

　　昏迷是最严重的意识障碍,往往是急症和危重症的表现或病情恶化的结果。能使孩子昏迷的原因很多,基本上可分为颅内病变和全身性疾病两大类。孩子罹患脑炎、脑外伤、脑出血、脑梗死、脑肿瘤、严重脑水肿等神经系统病变会出现昏迷,其他系统疾病如感染性疾病、中毒性疾病、代谢性疾病等发展到严重阶段,比如休克、严重低／高血糖、严重缺氧、严重电解质紊乱及酸中毒、心律失常、高血压脑病等,也可引起昏迷。另外,长时间抽搐、急性中毒或严重的意外伤害如中暑、触电等都可引起孩子昏迷。一般根据昏迷的程度分为浅昏迷、中度昏迷和深昏迷,昏迷程度越重提示病情越重,宝宝一旦出现昏迷提示病情危重,需要去医院紧急抢救。

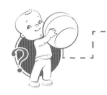

引起心跳呼吸骤停的
常见原因是什么?

　　心跳呼吸骤停是指在意想不到的情况下孩子的呼吸和心跳突然停止,是最危急、最严重的疾病状态。孩子突然出现昏迷、无呼吸、无心跳、面色青紫提示出现心跳呼吸骤停。无论发生在哪里都需要目击者(家人、路人、医务人员)刻不容缓、争分夺秒地开展抢救即实施心肺复苏。如果目击者不立刻开始抢救,只是等待医务人员到场后才开始心肺复苏,则会造成复苏失败即孩子死亡,即便是复苏成功孩子恢复了呼吸和心跳,也会造成神经系统严重甚至是永久的损伤,如植物状态、瘫痪、痴呆等,因为大脑能耐受缺氧的时间很

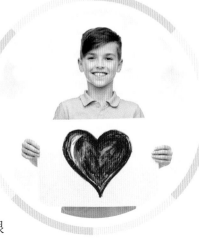

短,仅 4~6 分钟,超过这个时间会对人的中枢神经系统造成不可逆性损害。

儿童心跳呼吸骤停重在预防。很多原因可能引起儿童心跳呼吸骤停,概括来讲,一是疾病,二是意外伤害。因疾病所致的儿童心跳呼吸骤停原因与成人不同,成人多由于心脏疾病引起,儿童则更多由于呼吸异常导致。许多疾病严重阶段都可出现呼吸功能障碍甚至呼吸衰竭。休克也是引起儿童心跳呼吸骤停另一常见原因。急性中毒与创伤、溺水、气管堵塞(包括气管异物)、捂热缺氧是发生在医院外导致儿童心跳呼吸骤停的常见原因。及时抢救呼吸衰竭和休克、避免孩子遭受意外伤害能够减少心跳呼吸骤停的发生。

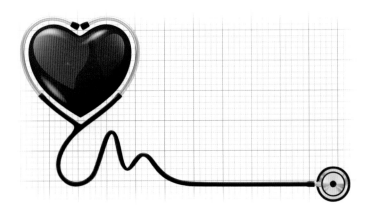

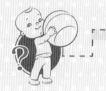

哪些情况需要给孩子
用呼吸机？

呼吸是将氧气吸入体内，并将二氧化碳排出体外的过程。当宝宝出现呼吸系统或呼吸系统以外疾病导致呼吸功能障碍时，则不能维持机体有效的通气和气体交换功能，出现缺氧和／或二氧化碳蓄积，经一般吸氧等治疗仍不能缓解时就需要应用呼吸机治疗。呼吸机可以帮助宝宝畅通呼吸，纠正缺氧状态，使宝宝在这个基础上接受进一步的综合治疗，度过危险期。需要进行呼吸机治疗的疾病有很多，比如：各种原因导致的呼吸肌无力、呼吸衰竭、肺出血、休克等。另外，有些疾病虽然没有使呼吸系统出现异常，但仍需要应用呼吸机辅助治疗，如镇静、麻醉的手术患儿需要呼吸机保障呼吸，严重颅内压增高的患儿需要适当过度通气降颅压治疗等，都要进行呼吸机治疗。对呼吸已经停止或即将停止的患儿来讲，应用呼吸机更是绝对指征。在儿科，应用呼吸机治疗重症肺炎引起的呼吸衰竭最为常见。

什么是脑水肿、脑疝?

脑水肿是脑细胞对各种有害刺激(如缺氧、创伤、梗死、炎症、肿瘤、中毒等)所产生的一种反应。出现脑水肿的孩子脑细胞内的液体或者脑细胞间隙的液体异常增多,颅腔内的压力即颅内压也增高。孩子会感觉头痛并出现呕吐,严重者可出现意识障碍和抽搐。颅内高压是中枢神经系统常见的危重症之一。

脑疝是由于颅内压在短时间内急剧增高,推动脑组织从压力高的腔隙向压力低的腔隙移位并发生嵌顿。脑疝可引起孩子突然意识丧失,呼吸、心跳、血压等生命体征严重紊乱,甚至可导致突然死亡。很多原因可引起儿童脑疝,严重脑水肿是最常见的原因。儿童一旦出现脑疝提示病情危重,多数预后不良。因此,儿童脑水肿应积极救治,并密切观察,防止脑疝形成。

什么是急性呼吸衰竭？

急性呼吸衰竭是 PICU 中最常见的一种危重症，不及时救治也是引发儿童心搏骤停最常见的原因之一。各种原因导致儿童呼吸系统不能充分吸收氧气或排出二氧化碳时即发生了呼吸衰竭。急性呼吸衰竭发生迅速，可在病后数分钟、数小时或数天之内发生。由于小孩子呼吸力量弱，上气道窄，咳嗽排痰的能力也弱，更容易发生气道梗阻，因此小孩子急性呼吸衰竭发生率远高于成人和大孩子。发生急性呼吸衰竭的孩子往往会出现面色及口唇青紫，呼吸费力或表浅，或节律不整齐，如果得不到及时救治，病情发展迅速。当孩子呼吸由急促变浅慢，而缺氧无改善时，是病情恶化的表现，提示即将发生心肺功能衰竭或心跳停止。虽然呼吸系统重症疾病如肺炎是引起儿童急性呼吸衰竭的常见原因，其他重症疾病如严重脑水肿、重症肌无力危象、休克、创伤、中毒等也可引起急性呼吸衰竭。儿童一旦发生急性呼吸衰竭，应立刻转入 PICU 接受氧疗和呼吸支持等综合治疗。

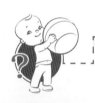

什么是急性呼吸窘迫综合征？

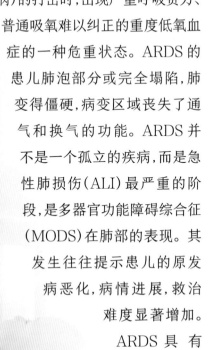

急性呼吸窘迫综合征（ARDS）是一种缺氧性呼吸衰竭，当孩子遭受严重感染、休克、创伤以及烧伤等疾病（不包含心脏疾病）的打击时，出现严重呼吸费力、普通吸氧难以纠正的重度低氧血症的一种危重状态。ARDS的患儿肺泡部分或完全塌陷，肺变得僵硬，病变区域丧失了通气和换气的功能。ARDS并不是一个孤立的疾病，而是急性肺损伤（ALI）最严重的阶段，是多器官功能障碍综合征（MODS）在肺部的表现。其发生往往提示患儿的原发病恶化，病情进展，救治难度显著增加。

ARDS 具 有

较高的死亡率。针对 ARDS 目前尚无特效药物和治疗手段，ARDS 患儿必须在 PICU 内接受综合治疗。应用呼吸机进

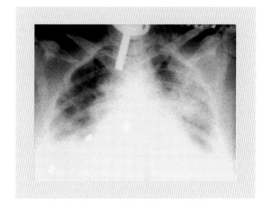

行机械通气，帮助患儿度过危险阶段是最常用的治疗方法。体外膜肺氧合技术（ECMO）可以挽救一部分极危重患儿的生命。

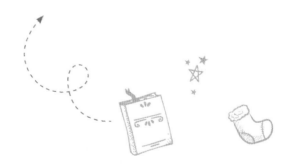

什么是急性心力衰竭？

　　急性心力衰竭是由各种心脏疾病引起的急性心脏"泵血"功能减弱，心脏向全身输出的血液量骤减，不足以满足机体代谢需要的一种危重症。1岁以内的小婴儿发病率最高，有先天性心脏病的孩子更容易发生急性心力衰竭。儿童时期有风湿性心脏病和急性肾炎基础疾病的孩子病情恶化时也易出现急性心衰。严重贫血、缺氧、电解质紊乱、严重感染、心律失常和短时间内大量快速输液等都是儿童急性心衰发生的诱因。急性心力衰竭一旦发生，孩子会出现烦躁、青紫、呼吸急促、呼吸困难、肝脏在短时间内迅速肿大，影像学检查可以发现心脏增大。也有一些孩子会出现颜面水肿、咳血性痰、血压下降等。病情进展迅速且凶险，必须紧急抢救。

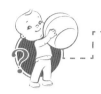

什么是急性肾衰竭？

通俗地讲急性肾衰竭是指由于各种原因引起孩子的肾脏在短时间(几小时至几天)内失去正常的功能,体内的代谢废物不能正常排出体外,随着病情发展逐渐出现高血钾、代谢性酸中毒及急性尿毒症表现的一种危重症。可以发生在原来肾脏就有慢性疾病的孩子,也可发生在肾脏原本健康的孩子。引起急性肾衰竭的原因有很多。任何原因(如严重吐泻、大面积烧伤、大出血、休克等)引起的严重肾脏血流量急剧减少,肾实质损害(如中毒、外伤、重症感染、免疫损害等),泌尿系统发生急性阻塞（结石、肿瘤、磺胺结晶等），导致尿液无法从肾脏排出都可使患儿出现急性肾衰竭。该病进展很快，短时间内孩子可能出现水肿、少尿或无尿、严重酸碱及电解质紊乱、水中毒、高血压、心肺功能衰竭等危重情况，如果救治不及时，可危及生命。急性肾衰竭的主要治疗方法是使用血液净化机做血液透析治疗，即常说的"人工肾"。

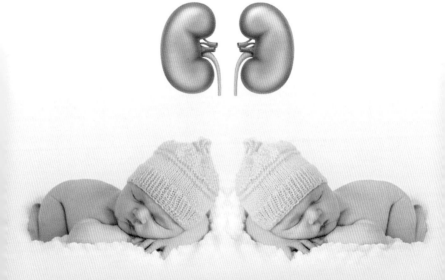

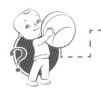

什么是急性肝衰竭?

　　急性肝衰竭是指肝脏健康或没有明确慢性肝病的孩子,短时间内出现了严重的肝功能受损,并进一步使全身多系统功能紊乱,伴或不伴肝损害相关的脑病。孩子出现急性肝衰竭后,早期表现不典型,不易被发现,有些孩子仅表现为食欲差、恶心、嗜睡、腹胀等。随着病情进展皮肤和巩膜变黄,呼出的气体有肝臭味,在较短时间内孩子可出现抽搐、意识障碍、自发出血等。引起儿童急性肝衰竭的病因与成人有较大差别,引起成人肝衰竭的主要病因是肝炎,而小孩的急性肝衰竭主要与病毒感染、先天和遗传代谢性疾病、药物中毒等相关。由于肝脏的代偿功能较强,一般不容易发生功能衰竭,所以在临床上出现肝衰竭的孩子没有出现呼吸衰竭、心力衰竭和肾衰竭的孩子那么多见。儿童急性肝衰竭虽然相对少见,但是一种极为凶险的临床综合征,病死率可高达 50%~90%。"人工肝"替代治疗和肝移植是儿童急性肝衰竭最重要的挽救生命的治疗措施。

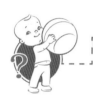

儿童急性胃肠功能衰竭
有哪些表现?

正常人的肠腔中有大量的细菌存在,平常由于肠黏膜有"屏障墙"的功能,可以阻止细菌及细菌产生的毒素进入血液及组织中,所以不会引起疾病。发生胃肠道功能衰竭时,"屏障墙"遭到破坏,大量细菌和毒素就可以通过遭到破坏的"屏障墙"进入血液而流向全身。急性胃肠功能衰竭常发生在孩子病情危重时,严重感染、窒息、创伤、休克等原因所致的危重症,都能使肠黏膜的"屏障墙"功能遭到破坏,最终导致胃肠功能衰竭。

发生急性胃肠功能衰竭后,孩子主要表现为呕吐(呕吐物含咖啡色液体)、明显腹胀,腹壁上有时甚至可以见到一条条肠道的走行,排便、排气减少甚至消失等。危重症可以导致胃肠功能衰竭,胃肠功能衰竭可以使病情进一步加重甚至恶化。患儿病情越重,胃肠功能衰竭的发生率越高,而且胃肠道功能衰竭往往是导致病情进一步恶化的"罪魁祸首"。胃肠道功能衰竭与孩子的病情严重程度和预后息息相关。针对急性胃肠功能衰竭,目前还没有非常有效的治疗方法,主要是对症处理。危重患儿一旦出现胃肠功能衰竭,病死率将会显著增加。

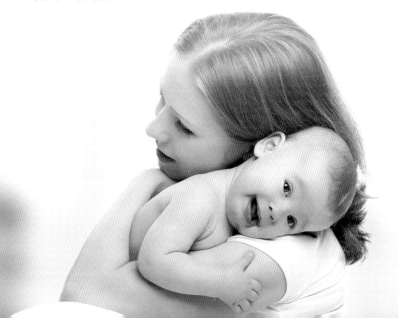

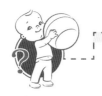

什么是
脓毒性休克(感染性休克)?

　　儿童免疫系统的发育还不成熟,免疫力低,抵抗力差,各种细菌、病毒、支原体、寄生虫等都可以导致孩子感染。无论感染发生在哪个部位,病情严重时机体会发生全身性、自我破坏性、失去控制的炎性反应。这种反应既有能够抵抗感染的一面,又有对自身机体造成严重损伤的一面,很多重要脏器会因此而受到损害。当心脏以及全身血管受到这种炎症反应的严重损害时,会发生以下功能异常:①心脏向全身血管泵血力量减弱,输出的血量减少;②心脏泵血没有减少,甚至有所增多,而全身血管发生了异常(如过度收缩或舒张);③心脏和血管都发生了功能异常。这三个因素都会造成参加全身正常血液循环的血量减少,供给重要生命器官的氧气和营养物质不足,最终造成血压下降,重要生命器官急性功能不全。这就是脓毒性休克,它是儿科危重症中常见的类型,病死率非常高。

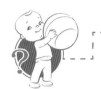

什么是颅内高压危象?

颅内压增高是儿科常见的危重症。人的头颅是由颅骨围成的一个容积相对固定的腔隙,就像一个"装满豆腐脑的金属饭盒",因为"饭盒"的大小是固定的,所以它所能够容纳的"豆腐脑"的体积也是相对固定的。颅腔内的压力(简称颅内压)波动范围也是一定的。凡能使颅内内容物增加的因素,如脑炎、脑出血、脑脓肿、肿瘤等均可引起程度不同、缓急各异的颅内压增高。发生病变后颅腔内各区域的压力可能不一样。

任何原因引起严重的颅内压急剧增高,都可推压脑组织由压力高的区域向压力低的区域移位,其中某一部分脑组织因位置发生改变而压迫生命中枢脑干,导致脑疝和生命体征紊乱而危及生命的状态,称为颅高压危象,患儿可突然死亡。

什么是低钠血症和高钠血症？各有什么危害？

每个人的血液中均含有一定浓度的钠离子,正常血清钠浓度在 135~145mmol/L 之间。

血清钠浓度 <135mmol/L 称为低钠血症。低钠血症的孩子多有乏力不适、恶心、呕吐、食欲缺乏等表现。轻度低钠血症的患儿表现可不明显。血清钠下降的速度越快、程度越重患儿的病情也就越重。血钠在 24 小时内降至 120mmol/L 以下时,孩子可出现头痛、睡眠增多、反应迟钝、肌肉抽搐等;血钠若低于 115mmol/L 时, 常出现惊厥、昏迷等严重症状。低钠程度虽严重但形成过程缓慢的患儿,症状也可很轻。

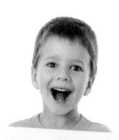

不同原因导致的低钠血症的患儿临床表现也不完全一样，如有的表现为脱水，而有的则表现为水肿。

血钠 >145mmol/L 称为高钠血症。急性高钠血症的患儿口渴明显，口舌干燥，哭时无眼泪，体温可以达 40℃以上，部分患儿尿量减少，尿液浓缩。脑细胞脱水是高钠血症共同的、最突出的表现，孩子表现为烦躁不安、反应差、肌肉震颤、抽搐等，严重时可引起脑出血或血栓形成，可危及生命或留下神经后遗症。也有部分孩子因短时间内摄入盐过多而导致高钠血症，这类患儿可出现心脏功能衰竭的表现。

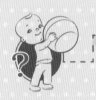

什么是低钾血症和高钾血症？
各有什么危害？

正常人的血清钾在 3.5~5.5mmol/L 范围内。

血清钾 <3.5mmol/L 时称为低钾血症。当孩子患有低钾血症时，其表现出的症状轻重与血钾降低的程度及快慢有关。一般血钾低于 3mmol/L 时患儿可出现肌肉无力及瘫痪等表现。低血钾患儿可出现：①四肢无力、腹胀、肠梗阻、尿潴留，严重时引起肢体瘫痪，还可引起呼吸肌瘫痪而危及生命；②心脏收缩无力，心律失常，低血压等心脏功能严重异常表现；③慢性低血钾患儿，血钾水平很低而临床表现相对较轻。长期低钾的患儿生长发育可出现异常，还可引起肾损害。

血清钾 ≥5.5mmol/L 时称为高钾血症。高血钾可以引起心律失常及全身肌肉无力。严重的心律失常可引起心脏突然停止跳动。肌肉无力早期可有四肢麻木感，继而乏力，后期不能站立、行走，患儿也可有腹胀、肌肉酸痛、皮肤感觉异常等，严重时患儿可瘫痪。

什么是低钙血症和高钙血症?

　　每个人的血液中均含有一定浓度的钙离子,正常血清钙浓度在 2.1~2.63mmol/L 之间。当血清钙 <2.1mmol/L 时称为低钙血症。轻度低钙的孩子可以出现感觉异常,如感到口周或手脚麻木、刺痛;慢性低钙患儿骨骼、皮肤出现异常,如骨痛、骨骼畸形及容易骨折,皮肤干燥、脱屑,头发无光泽,指(趾)甲脆等。严重低钙时(血清钙 1.75~1.88mmol/L)孩子可出现惊跳、手足抽动或全身抽搐等现象,并且在抽搐发作的同时还会出现呼吸改变、心跳加快、面色青紫。有些孩子

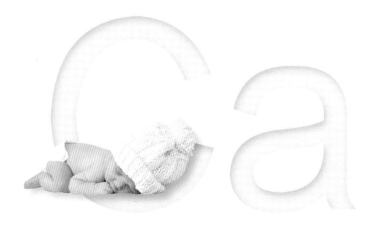

可出现呼吸暂停、喉部痉挛,吸不进气体,可致窒息,甚至死亡。有一些孩子虽没有发生抽搐,但一些神经反射可出现异常。

当血清钙 >2.63mmol/L,游离钙 >1.25mmol/L 称为高钙血症。儿科不常见。轻症时家长可能感觉不到孩子的异常,较重时出现:

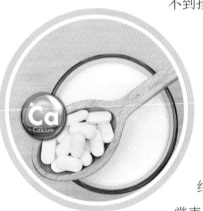

🌼 对外界反应异常,不活泼、睡眠增多甚至叫不醒,四肢甚至全身无力。

🌼 厌食、喂养困难、恶心、呕吐、大便干结,体重不增等胃肠功能异常表现。

🌼 心律不齐,偶可引起高血压。

🌼 多饮、多尿、血尿、口渴等,可出现肾结石,也可引起肾脏钙化,使肾脏功能受到损害。

🌼 高钙危象:血钙急剧升高时,患儿除上述异常表现明显加重外,还可出现尿少、皮肤或口唇干燥、眼窝凹陷、发热、肾脏功能严重受损,甚至死亡。

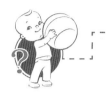

什么是高血压危象?

与成人相比,儿童患高血压比较少见,多数情况下孩子是因为一些其他疾病引起的血压增高,如肾脏病变、肿瘤(如嗜铬细胞瘤)、皮质醇增多症、铅中毒等都是引起儿童血压增高的"元凶"。因为高血压对人的心脏、血管、大脑、肾脏等有危害作用,所以一旦发现儿童出现高血压就必须引起重视,积极就诊查找病因并治疗。正常情况下儿童血压值因年龄不同而不同,年龄越小,血压越低。孩子哭闹、紧张时也会对血压有明显的影响。一般认为,当儿童在安静情况下,血压高于以下限值(表1)并确定无人为因素所致时,即为高血压。

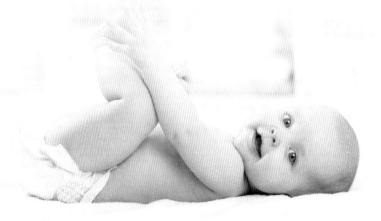

表 1 各年龄组血压值		
年龄组	正常值 /mmHg	限值 /mmHg
新生儿	80/50	100/60
婴儿	90/60	110/70
≤8 岁	90~100/60~70	120/70
>8 岁	100~110/70~80	130/90

高血压危象是指血压在短时间内急剧升高,严重损害了心脏、大脑、肾脏等器官的功能。孩子常表现为剧烈头痛、头晕、恶心、呕吐、视力模糊或一过性失明、烦躁、嗜睡或昏睡,严重者可发生抽搐和 / 或昏迷,部分患儿可发生急性左心衰竭和肺水肿,另外还有少数患儿出现肾功能衰竭,危及生命,需紧急治疗。高血压危象发生与血压增高的程度、上升的速度以及是否有并发症有关,而与高血压的病因无关。

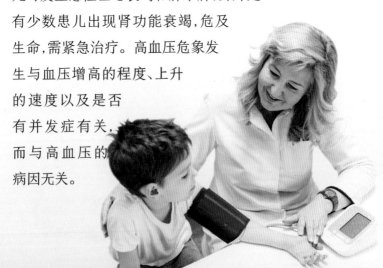

什么叫超高热? 应该怎么处理?

　　发热是家长带孩子看急诊的常见原因。正常儿童的腋下温度为 36~37℃,体温异常升高即为发热,可由多种疾病引起。根据体温的高低,将发热分为低热、中度发热、高热和超高热 4 类。当腋下温度 >41℃称为超高热。超高热是儿科的一种急症,对人体的危害性很大。可以引起孩子大脑等重要器官损伤,孩子可出现抽搐,呼吸、心跳增快,甚至引起呼吸、循环衰竭;超高热也可使原来肝脏、肾脏有病的患儿肝肾功能进一步恶化,还可以引起肌肉溶解(横纹肌)、凝血功能出现异常等。

　　发生超高热时应迅速采用多种方法,将体温降至38.5℃左右,如小于 3 个月的患儿可采用解开衣服或包被、温热水擦身等物理降温方法,大于 3 个月的患儿可加用药物(如对乙酰氨基酚)降温。物理降温退热效果不如退热剂,可作为辅助退热方法。物理降温与退热剂联合使用时,体温下降速度快于单用退热剂。

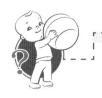

孩子低体温怎么办?

由于各种原因引起的孩子体温低于正常范围,当体温低于 35℃时,称为体温不升。孩子落水、长时间暴露于寒冷的环境中、严重创伤或大手术后可发生低体温。严重低体温时孩子会对外界反应能力减退、脖子僵硬,血压下降,心跳减慢或节律不齐。在 32℃时孩子的身体会进入"冬眠"状态,心跳和呼吸频率急剧降低。孩子发生低体温时,家长应迅速带孩子到医院接受专业救治,并同时做到:

❀ 脱掉湿内衣,确保孩子身体是干燥的。

❀ 注意保暖。可以多加外衣和包被,但要避免衣服或被子盖住孩子的口鼻引起窒息。

❀ 喂孩子吃些含糖的温热食物和饮料,但不要含

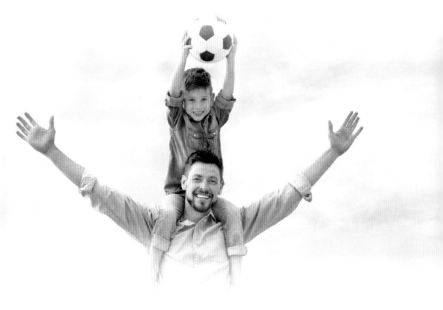

有咖啡因、乙醇和尼古丁。

　　🌼 健康的成人可以将孩子贴身抱在怀中。

　　🌼 在孩子腋窝或大腿根部放置温水袋,但要注意防止烫伤。

　　🌼 避免按摩孩子的身体,过度的机械刺激可能会诱发致命的心律不齐。也不要尝试使孩子手臂和腿部变暖,那样做有可能使冷的血流回到心肺和脑部,可致命。

　　🌼 如果孩子已经呼吸不好,应立刻给予人工呼吸。

什么是多器官功能衰竭？

多器官功能衰竭是指机体在遭受严重损害(如严重疾病、外伤、手术、感染、休克等)的情况下,发生全身性的、自我破坏性的、失控的炎性反应,使原本功能基本正常的2个或2个以上的器官在发病24小时后,同时或逐渐出现功能衰竭的综合征。引起多器官功能衰竭的病因很多,往往是综合因素,发病机制复杂、治疗难度大。多器官功能衰竭的患儿病死率很高,并随着衰竭器官的数目增加而增高。累及1个器官者的病死率为30%,累及2个器官者的病死率为50%~60%,累及3个以上器官者的病死率为72%~100%,累及4个器官以上者几乎100%死亡。病死率还与患儿的年龄、病因和基础状态等因素有关。

什么是脓毒症？是白血病吗？

脓毒症(sepsis)是指发生在任何部位的感染引起的全身性的、自我破坏性的、失控的炎性反应，也有人称之为"败血症"。从本质上讲，脓毒症是人体对感染性因素的反应，这种反应既能够抵抗感染，又对自身有严重损害。致病的病原可以是细菌、真菌、寄生虫及病毒等。并非所有的脓毒症患儿都能被查明是何种微生物引起的感染。随着病情进展，可逐步出现严重脓毒症、脓毒性休克、多器官功能衰竭等情况。脓毒症具有患病率高、病死率高、治疗费用高的"三高"特点，是目前世界范围内感染致死的最主要原因。据统计欧洲每年约有15万例患者死于脓毒症。

白血病俗称"血癌"，是骨髓造血异常的

恶性疾病,是白血病细胞在造血组织中过度增生,并侵犯其他组织和器官,正常造血受到抑制,从而引起发热、贫血、出血、肝脾及淋巴结肿大等一系列临床表现的恶性血液病。是我国最常见的儿童恶性肿瘤。脓毒症并非白血病。

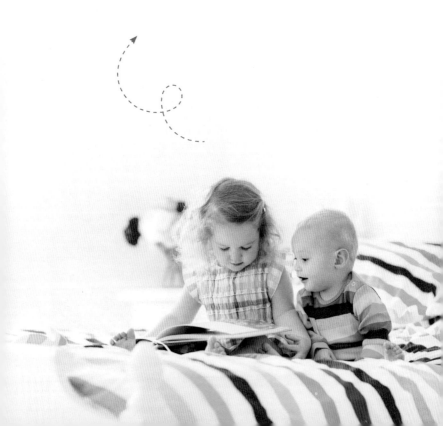

如何判断儿童脑死亡?

　　脑死亡是包括脑干在内的全脑功能不可逆转的丧失,即死亡,但在一定时间内通过呼吸机等先进医疗手段还可以维持心跳。如果孩子不幸脑死亡,家长可以选择放弃治疗以减少孩子的痛苦和家庭的经济负担,也可以选择进行器官捐献帮助其他患儿,让孩子的生命在其他小朋友身上延续。判断儿童脑死亡需要非常专业的评估,包括先决条件,如昏迷原因明确,并排除了各种原因导致的可逆性昏迷;临床判定,如深昏迷、无自主呼吸、脑干反射消失;还需使用仪器进行确认试验,如脑电图、脑血流图、短潜伏期体感诱发电位等;同时还需对脑死亡诊断重复判定并对判定时间有严格规定,即 1 岁以下婴儿 2 次判断间隔定为 24 小时,而 1 岁以上儿童为 12 小时。儿童脑死亡的判定是慎重并严谨的。医师确认孩子脑死亡后会及时告知家长以做后续的准备。

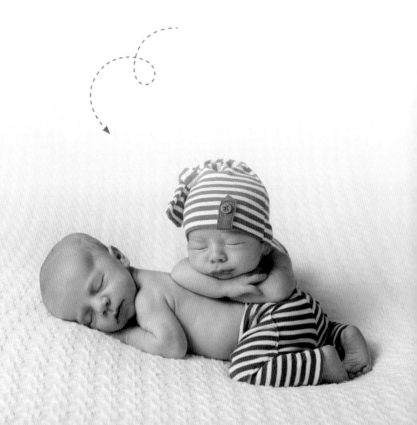

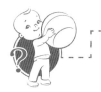

脑死亡和"植物人"的区别是什么？

脑死亡是一种特殊的死亡状态，而"植物人"则不属于死亡状态。"植物人"是一种特殊的人体状态，类似植物生存状态，孩子除保留一些本能性的神经反射和进行物质及能量的代谢能力外，认知能力已完全丧失，无任何主动活动。但处于植物人状态的患者脑干仍具有功能，向其体内输送营养时，还能消化与吸收，并可利用这些能量维持身体的代谢，包括呼吸、心跳、血压等。对外界刺激也能产生一些本能的反射，如咳嗽、喷嚏、打哈欠等。但机体已没有意识、知觉、思维等人类特有的高级神经活动。因此，脑死亡和植物人是截然不同的。多数"植物人"状态的孩子预后差，意识很难恢复，只有极小一部分植物人病例经过治疗有不同程度的意识恢复。

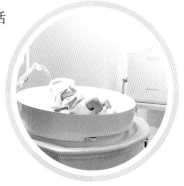

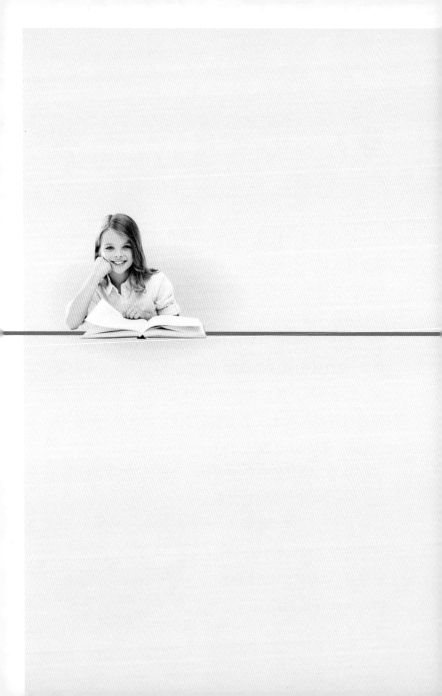

PART 4

儿童重症监护治疗技术健康教育指导

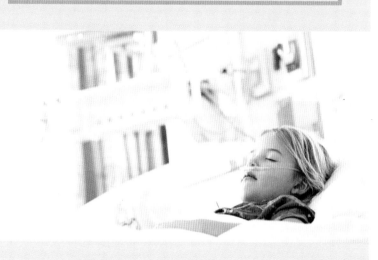

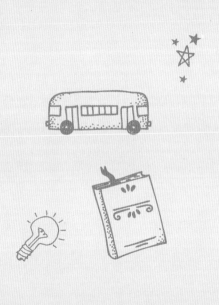

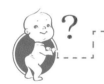

什么是中心静脉压，
为什么要监测它?

中心静脉压(CVP)是指腔静脉与右房交界处的压力。它可以反映右心前负荷,是医师判断循环血容量和心功能的重要指标。中心静脉压降低提示血容量不足,此时需要快速补液;若中心静脉压升高则提示输液太快、过多或心功能不全,这时医师需要减慢输液速度或停止输液,甚至有些孩子需要应用强心、利尿的药物。在复苏早期及休克期间测定中心静脉压尤为重要,是临床血流动力学监测的主要指标之一,它可以帮助医师选择用药并指导补液的速度及用量。

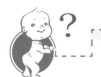

什么是有创动脉压，
为什么要监测它？

有创动脉压（ABP）是指经穿刺将一根很细的导管放置入动脉后直接测定的血压。它是一种创伤性检查，对孩子来讲穿刺置管的过程有一定的痛苦。但与无创血压测定相比，它能连续、准确地提供收缩压、舒张压及平均动脉压的监测数据，同时能绘制动脉压力曲线，随时发现动脉压力变化，并且不受袖带宽度、松紧度及人工加压、减压的影响，是危重患儿监测的重要指标之一。除持续监测血压外，通过此动脉血管通路还可取血进行生化、血气等指标检测，避免多次穿刺给孩子带来的疼痛伤害。因此，有创动脉压是PICU中危重患儿常用的监测方法。

哪些患儿需要使用呼吸机?

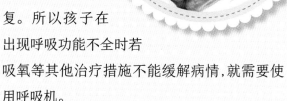

呼吸机是专门用来帮助患儿进行呼吸的设备,它能减轻患儿的呼吸做功,利于患儿呼吸功能的恢复。所以孩子在出现呼吸功能不全时若吸氧等其他治疗措施不能缓解病情,就需要使用呼吸机。

引起儿童呼吸功能不全的原因是多种多样的,简单来说有以下几个方面:

✿ 严重呼吸系统疾病:如喉梗阻、严重哮喘、重症肺炎、肺水肿、肺出血等引起的急性呼吸衰竭。

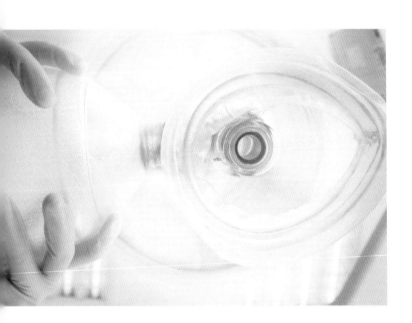

　　 ❀ 各种原因引起的严重脑功能障碍：如脑炎、脑水肿、脑外伤、脑出血等引起的中枢性呼吸衰竭。

　　 ❀ 神经肌肉病变：如感染性多发性神经根炎，重症肌无力，脊肌萎缩症等可使呼吸肌麻痹、无力，不能维持正常呼吸。

　　 ❀ 窒息、心肺复苏后：患儿自主呼吸很微弱，需要呼吸机的帮助。

　　 ❀ 外伤、大手术后：使用呼吸机可以减轻呼吸、循环负担，预防呼吸衰竭的发生。

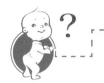

使用呼吸机是不是
一定需要气管插管?

呼吸机按照是否建立人工气道,分为无创呼吸机和有创呼吸机两大类。无创呼吸机通过鼻塞或面罩进行呼吸支持,不需要气管插管或气管切开。而有创呼吸机在进行人工通气时,需要通过气管插管或气管切开与人体连接,即首先需要建立人工气道。所以不同的呼吸机连接方式不一样,不一定都需要气管插管。

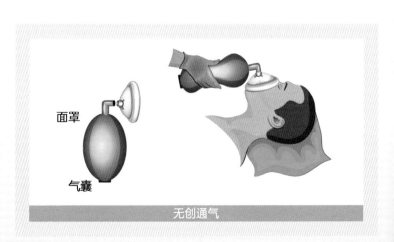

面罩

气囊

无创通气

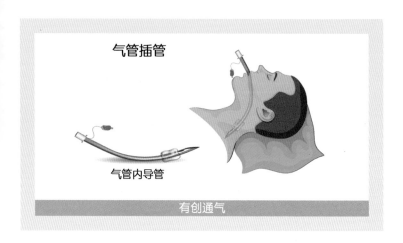

气管插管

气管内导管

有创通气

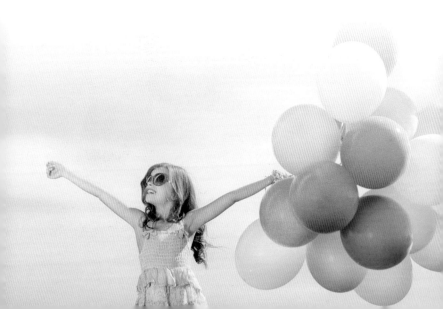

什么情况下孩子需要气管插管?

气管插管是将一根管子插入气管内建立人工气道的一种方法,通过气管插管连接呼吸机,可以帮助孩子呼吸,改善呼吸不良的状况。

孩子在下列情况下需要气管插管:

❀ 各种原因引起的呼吸衰竭:如严重肺部疾病、颅内疾病及神经肌肉病变等。

❀ 各种原因引起的气道梗阻:如急性喉炎,会厌炎,咽后壁脓肿,喉痉挛,气管软化、异物等。

❀ 窒息或心跳呼吸骤停。

❀ 在全麻下

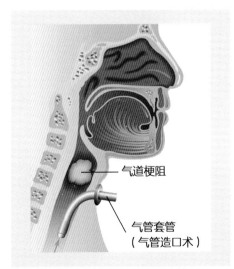

气道梗阻

气管套管
(气管造口术)

外科手术,为保护气道需要气管插管。

　　❀ 下呼吸道分泌物太多,常规吸痰不能清除,可通过气管插管进行清理。

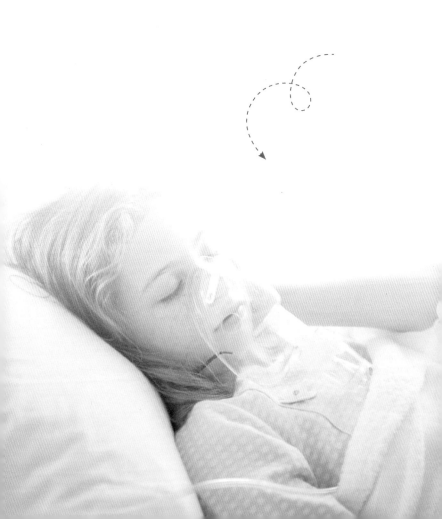

呼吸机是怎样帮助患儿呼吸的?

　　呼吸机是一种人工的机械通气装置,形象地说它就像是一只"打气筒",通过"打气"将人体需要的气体送到肺泡,完成吸气过程;停止"打气",肺泡内的废气自行排出,完成呼气过程,整个过程帮助患儿完成一次呼吸,如此反复,帮助患儿进行呼吸,直至患儿呼吸功能恢复。当然,在使用的过程中医师要根据孩子的年龄、体重和病情的严重程度预先设置"打气"的时间、频率、进气量等参数,并根据孩子的反应不断调整。

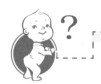

应用呼吸机可能会带来
哪些并发症？

呼吸机是通过模拟人的呼吸来帮助患者进行人工通气的,它可以减轻患者呼吸做功,有利于疾病的恢复,但它毕竟是一种机械装置,在使用过程中可能会带来一些并发症,常见的有以下几方面:

❀ 通过气管插管和气管切开建立人工气道时,可能会造成喉损伤和气管损伤。

❀ 应用无创呼吸机进行通气时,面罩、鼻塞可能会造成局部压迫。

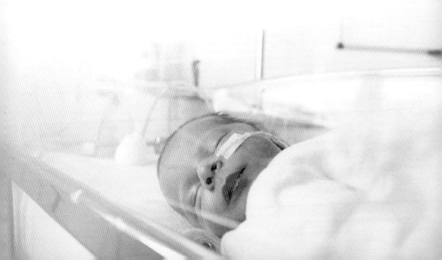

❀ 呼吸机参数调整不恰当,可能造成通气不足或通气过度。

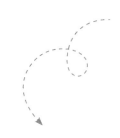

❀ 使用呼吸机后引发肺内新的感染,即呼吸机相关性肺炎。

❀ 呼吸机是正压通气,使用过程中可造成不同程度的肺损伤,如间质肺气肿、纵隔气肿和张力性气胸,也可影响回心血量,使心脏的射血量减少、心率加快、血压下降。

❀ 长时间吸入高浓度氧可能造成氧中毒,对孩子尤其是小婴儿的肺部及视网膜带来一定的损害。

这些听起来很害怕,但家长不要过度担心,因为医务人员在治疗过程中会采取各种措施,在很大程度上降低或避免这些并发症的发生。

怎样护理使用呼吸机的孩子？

使用呼吸机的孩子常因病痛、吸痰、不能交流、长期卧床等因素导致身体不适,为保证使用呼吸机时的安全及舒适,护理显得非常重要,尤其应注意以下几点:

🌼 抬高床头 30°~45°,这样可以防止胃内容物反流误吸入肺内,有利于预防呼吸机相关性肺炎的发生。

🌼 经常帮助孩子翻身拍背,清理呼吸道分泌物,不但能防止压疮的发生,还有利于呼吸道分泌物的引流,防止肺不张。

🌼 妥善固定气管插管或气管切开管,防止脱落及阻塞。

🌼 注意观察口腔有无出血、溃疡,牙齿有无松动,牙垫及插管有无移位,并定期调整牙垫及插管的位置,以防局部压迫造成的损伤。

🌼 对意识清楚的大孩子应向其说明使用呼吸机的目的,需要孩子配合的方法,可通过眼神、手势及文字询问孩子的感受,经常鼓励孩子,增强其信心。

🌼 各种操作要轻柔,增加孩子的安全感和舒适度。

通过以上护理,可以缩短孩子使用呼吸机的时间,预防或减少呼吸机相关肺炎及其他并发症的发生。

什么情况下需要气管切开？

气管切开是开放气道的一种简单有效的方法。气管切开虽然是个小手术，但也是有创操作，拔管后会在孩子的颈部留下一个小瘢痕，故一般情况下较少应用。但当孩子遇到下列情况时仍然需要气管切开：

⚙ 由于上呼吸道阻塞、狭窄、头面部外伤等因素无法进行气管插管，而孩子又存在呼吸困难者，应立即气管切开。

⚙ 已经给孩子气管插管，但由于气管导管的管腔小，支气管内的痰液不能顺利排出者。

⚙ 需要长时间使用呼吸机的孩子，为减轻长时间插管对咽喉部组织尤其是对声带的刺激，保证患儿的舒适及经口的食物摄入，需要气管切开。

⚙ 长期昏迷的孩子，若咳嗽无力，气道内痰多，虽然可能不需要使用呼吸机，但仍可能需要通过气管切开建立人工气道，方便吸痰。

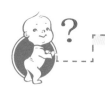

住 PICU 的患儿为什么要定时翻身拍背吸痰？

由于住 PICU 的患儿病情危重,长期卧床,且咳嗽无力,自己无力清除过多的痰液,痰液滞留在呼吸道容易阻塞小气道,造成阻塞性肺不张及坠积性肺炎。护士定时给孩子翻身拍背吸痰,不但有利于呼吸道分泌物的引流,减少肺炎、肺不张的发生,而且还能防止压疮的发生,使孩子更加舒适,有利于疾病的恢复,是 PICU 中重要的常规护理项目之一。目前一些大医院的 PICU 配有专门的拍痰机器,不仅能更好地祛痰,还有局部振动按摩的作用,使孩子更加舒适。

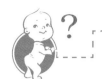

用呼吸机后为什么要做那么多次血气分析?

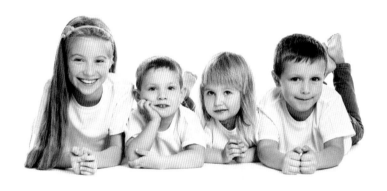

病重的孩子使用呼吸机后,其呼吸机参数不是一成不变的,而是根据孩子的通气和氧合情况不断调整,以使之更加适合患儿的治疗需求。那么如何调整呼吸机的参数呢? 除了看孩子呼吸困难和面色发绀等缺氧症状是否消失外,血气分析是调整呼吸机参数的重要参考指标。它可以准确反映孩子的呼吸功能及体内的酸碱状态,通过对它的判断,能及时找出病因并给予相

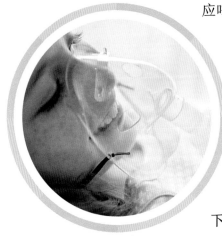

应呼吸机参数的调节,满足机体的需求,它是危重患儿抢救治疗中的一个重要环节,也是观察疗效和判断预后的一项重要监测指标,如血气指标逐渐好转,呼吸机参数逐渐下调,说明治疗有效;如血气指标不好,呼吸机参数越调越高,说明病情严重。因此,对应用呼吸机治疗的孩子应每天进行血气监测,原则上每调整呼吸机参数后 2 小时应查血气分析判断效果,病情不稳定者要动态监测,这就是为什么使用呼吸机的孩子做血气分析次数较多的原因。

孩子什么时候可以脱离呼吸机？

　　孩子使用呼吸机后,家长最关心的问题就是孩子的病什么时候能好、什么时候可以脱离呼吸机。我们知道,呼吸机帮助呼吸功能不全的孩子进行呼吸,要想脱机就必须在呼吸功能恢复时才可实施。呼吸功能恢复有以下表现:①孩子一般情况好转或稳定,导致呼吸衰竭的基础疾病好转;②肺部感染得到控制,气道分泌物减少,胸片肺内没有新的病灶;③孩子能够自主呼吸,咳嗽有力;④进行吸痰等操作时暂时断开呼吸机孩子无明显呼吸困难及缺氧表现;⑤在低水平的呼吸机条件下,孩子能自主代偿维持有效通气。一旦满足以上条件,我们就可以试着让孩子脱离呼吸机了。

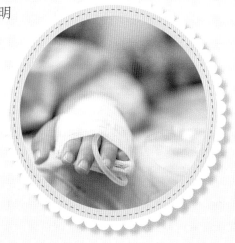

何时可以拔出气管插管？

随着孩子病情的好转，家长最关心的就是什么时候可以拔出气管插管。这主要取决于孩子的状况，看能否满足以下几点：

🌼 原发病好转，孩子在低水平的呼吸机条件下，能自主代偿维持有效通气。

🌼 吸痰刺激时孩子出现咳嗽，且咳嗽力量较大，可将气道内分泌物排出。

🌼 孩子有吞咽动作，没有严重胃食管反流现象。

🌼 孩子呼吸通畅，没有喉头水肿及呼吸困难。

只要符合以上条件，孩子的气管插管就可以拔出了。

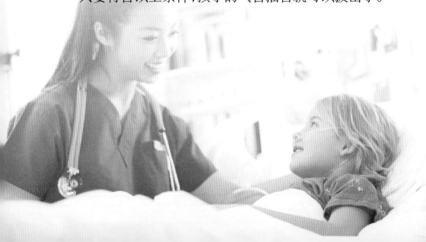

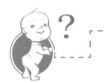

为什么要给 PICU 的患儿
镇痛、镇静治疗？

　　PICU 是集各种先进的监测和治疗设备为一体,为危重患儿提供集中救治的场所,里面往往是无家长陪伴的。孩子因各种各样的疾病进入 PICU,由于疾病本身的伤痛和 PICU 的特殊环境(无父母陪伴、陌生、设备噪音、长明灯及各种医疗操作)常使孩子处于强烈的应激状态之中,造成孩子的焦虑、恐惧和疼痛,从而引发意外拔管、伤口裂开、血压升高、心律失常、心肌缺血、神经内分泌紊乱及耗氧量增加等不良事件,长时间还会对心理、生长、发育、行为等身心方面产生严重影响,而这些往往比普通病房严重得多。为了消除孩子的疼痛,减轻焦虑和躁动,让孩子更好休息并遗忘其在 PICU 的不良经历,医师会对孩子采取镇痛和镇静治疗,这不但能防止上述不良事件的发生,还能让孩子保持安全和舒适,起到保护器官功能的作用。镇痛、镇静是 PICU 综合治疗的最基本环节之一,所以请家长不要担心,这种治疗对孩子病情的恢复是有好处的。

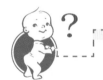

镇痛和镇静治疗
与麻醉相同吗?

镇痛和镇静与手术麻醉虽然都使用了镇痛和镇静药物,但其目的不同,所以两者的概念也不一样。

PICU 里的镇痛和镇静治疗主要是为了消除孩子因疾病产生的疼痛,减轻其因不适而产生的焦虑和躁动,让孩子遗忘 PICU 的不良经历,保持安全和舒适,所以它首先要求保留孩子的自主呼吸、基本的生理防御反射(如咳嗽、吞咽反射)和感觉运动功能,可以定时唤醒,

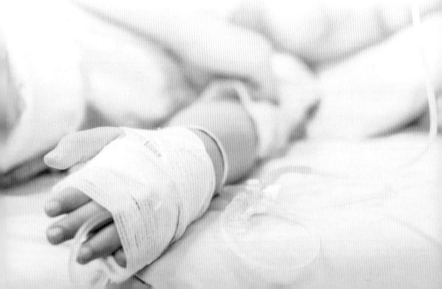

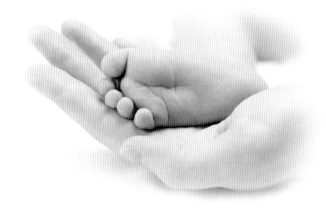

以便对孩子的一般情况作出评价,镇静程度比麻醉轻;其次是镇痛、镇静治疗可将药物持续输入孩子的体内,随着病情的好转,药物逐渐减量直至停药,所以它应用的时间远远长于手术麻醉时间。

　　而手术麻醉不但使用镇痛、镇静药,还常使用肌松药,其目的是产生中枢神经系统的抑制,让患儿神志、全身痛觉及各种反射消失,骨骼肌松弛,使患儿在无痛、安静、无记忆的情况下完成手术,其镇痛、镇静深度远远超过 PICU 的镇痛、镇静治疗。这种抑制是短暂而又完全可逆的,一般手术一结束就停止给药,孩子的神志及各种反射就会逐渐恢复,也就可以回病房进行术后的治疗了。部分大手术的孩子术后仍不能脱离呼吸机,需要送到 PICU 继续镇痛、镇静治疗。

给孩子镇静了，还需镇痛治疗吗？

"镇静了就不需要镇痛了"这是大多数家长的看法，然而这种看法却是片面的、不正确的。虽然镇痛和镇静都是 PICU 治疗中的重要措施，但是两者却不能混为一谈。镇静是通过对孩子应用镇静剂来帮助孩子克服到 PICU 后产生的焦虑情绪，让其安静睡觉（PICU 中的仪器噪音和长明灯往往使患儿失眠），消除孩子对治疗期间病痛的记忆，让心理性创伤降到最低。然而镇静药物无镇痛作用，对有疼痛刺激的孩子，往往因为疼痛会产生极度的焦虑和躁动，对医疗、护理操作不配合，出现意外拔管、伤口裂伤、心律失常等不良事件，这不但影响正常的治疗，而且还会使病情加重，因此应对其实施有效的镇痛治疗。镇痛可以减轻或消除机体对痛觉刺激的应激，减少或降低不良事件的发生。虽然镇痛、镇静不同，但两者却不可分，在对孩子实施镇静之前，首先应给予充分的镇痛治疗，这样才能保证孩子的舒适和安全，有利于孩子的身心健康。

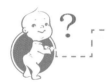

镇痛、镇静会成瘾吗？

镇痛或镇静药物在长时间应用后突然停药或快速减量，均可引起戒断反应，这种戒断反应往往被一些人误认为是成瘾，这是不对的。药物成瘾性包括身体依赖性和精神依赖性两方面，而戒断反应只是身体依赖性，是药物治疗中的正常生理反应，它不同于"成瘾性"。为了避免戒断反应的出现，减少药物的不良作用，在PICU 工作的医师会对患儿采取以下措施进行预防：

🌼 尽量将用药时间控制在 1 周之内，疾病好转即可停药。

🌼 若病情无好转或长时间需用镇痛、镇静药物，可变换不同的药物种类，避免单一药物引起的蓄积与依赖。

🌼 对药物使用超过 1 周的患儿采取逐步减量直至停药。

🌼 对每个患儿进行充分的评估、制订适合每个患儿的个体化治疗方案，也可避免戒断反应的出现。

基于以上几点，在 PICU 对孩子实施镇痛、镇静是安全的、有益的，是不会"成瘾"的。

镇痛、镇静会影响孩子智力吗？
治疗后会导致孩子醒不了吗？

镇痛、镇静不会影响孩子的智力，治疗后亦不会导致孩子不醒。这主要因为：

⚙ 人的智力是受遗传和环境两方面因素影响的。而镇痛、镇静则是利用药物来消除孩子疼痛、减轻焦虑和躁动、催眠并诱导顺应性遗忘，使孩子保持舒适和安全，它对遗传和环境均无影响。因此，它不但不会影响孩子的智力，还会让孩子遗忘在PICU中的不良经历，有利于孩子的成长发育。

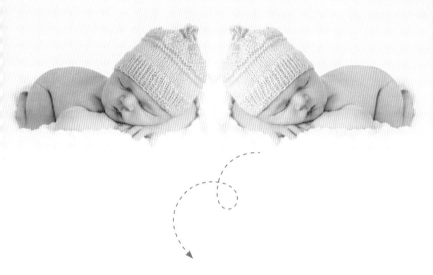

🌼　孩子病后能否清醒主要与意识障碍的严重程度有关，意识障碍主要与颅内及全身疾病有关，程度轻者完全恢复，重则难以恢复，并留有严重后遗症。在治疗原发病的过程中，采取镇痛、镇静治疗可以帮助孩子减轻因疼痛及躯体不适产生烦躁、减轻脑水肿、降低脑代谢率，是脑保护的重要措施，也使脑损害的程度降到最低。

所以，家长不必担心，镇痛、镇静治疗对孩子的病情恢复是有益处的，不会影响其智力发育，也不会对孩子的大脑造成损害。

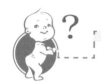

在深静脉里放置导管的
用途是什么？

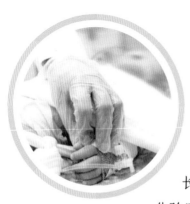

在深静脉中放入一根细管子即为深静脉置管，它可通过颈内静脉、锁骨下静脉或股静脉中的任意一个途径放入。深静脉置管的好处有：管子弹性好，保留时间长，可以避免为了输液或取血化验反复静脉穿刺对孩子造成的伤害，可用于各种液体的输入，是一条安全、迅速、可靠的血管通路，在危重患儿的治疗中起着非常大的作用。具体的作用有：①可作为抢救时的静脉给药途径；②可作为血液净化的途径；③孩子胃肠功能受损不能吃饭时作为静脉输入营养液的途径；④与监护仪连接就可以监测血流动力学；⑤对有严重心脏病的孩子，还可作为安装心脏临时起搏器的途径。所以，它是PICU危重患儿救治中不可缺少的、常用的技术措施之一。

为什么要用微泵
给病重的孩子输液?

危重患儿使用微量注射泵的主要原因包括:孩子的用药剂量和大人不同,需要按照体重给予合适的剂量;孩子年龄、体重不同,单位时间内所需液体量不同;液体输注的速度、量可能对危重患儿的心肺功能造成很大的影响;此外,有些特殊药物如血管活性药、镇静镇痛药等,需要持续匀速输入到体内。

使用微量注射泵可将少量药液精确、微量、均匀、持续地泵入体内,操作便捷、定时、定量,根据病情需要可随时调整药物浓度、速度,适合长时间微量给药。运用微量泵可以严格控制患儿的输液量和药量,使孩子的治疗更加准确和安全。

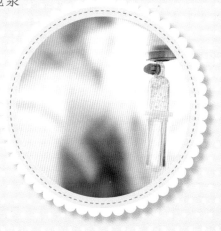

PICU 的患儿为何常放置胃管？

住 PICU 孩子的家长可能都见过自己孩子鼻子中放着一条长长的细管子，它就是鼻胃管。它是由鼻孔或口腔插入，经咽部、食管到达胃部的一个管子。它对 PICU 的患儿起着非常重要的作用，下面就给大家详细介绍一下这根管子的用途：

❀ 对因为各种原因不能进食及营养不良的孩子，可通过这根管子向胃内输送营养物，以满足患儿的机体需求，达到营养支持的目的。

❀ 对咳嗽剧烈者也可通过这根管子进行喂养，防止胃内容物反流引起误吸。

❀ 对某些疾病引起的腹胀、腹痛，可通过放置胃管排出里面的积气和胃内容物,减轻症状;同时也可根据胃肠减压引流出的胃内容物的性质判断胃肠道状态,指导临床治疗。

🌼 对于任何经口摄入引起中毒的患儿,可通过胃管洗胃,清除毒物,减少毒物吸收,减轻中毒症状。

🌼 对消化道出血的患儿可经胃管注入冰盐水洗胃,洗胃后再注入止血药物进行治疗。

因此,家长们要注意保护好这根管子,它是供给孩子营养和治疗的一条非常重要的通路。

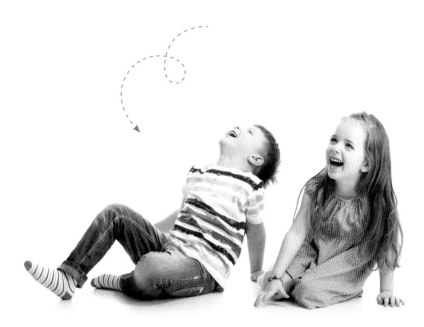

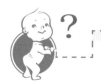

重症患儿为何常放置尿管？

在医院中,我们常看到一些患者戴着尿管,除了知道它能引流尿液,你还知道它的其他用途吗？下面就详细介绍一下尿管的作用:

🌼 对各种原因引起的尿潴留,可以通过放置尿管引流出尿液,缓解尿不出的症状。

🌼 对危重患儿需要精确监测每天液体的入量和出量,以维持液体平衡状态,通过尿管监测尿量就是其中一项重要的内容。

🌼 有些疾病需要通过尿管将药物送到膀胱进行治疗。

🌼 尿路感染时,通过尿管收集尿液做细菌培养,可以避免污染,确保检验结果的准确性。

🌼 对尿道有畸形的孩子还可通过放置尿管来探测尿道有无狭窄,了解少尿或无尿的原因。

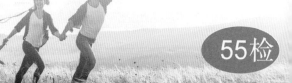

55检